北京市惠民医药卫生事业发展基金会 ◎ 组织编写

常见病中成药临床合理使用丛书

耳鼻喉科 分册

丛书主编◇张伯礼　高学敏

分册主编◇谯凤英

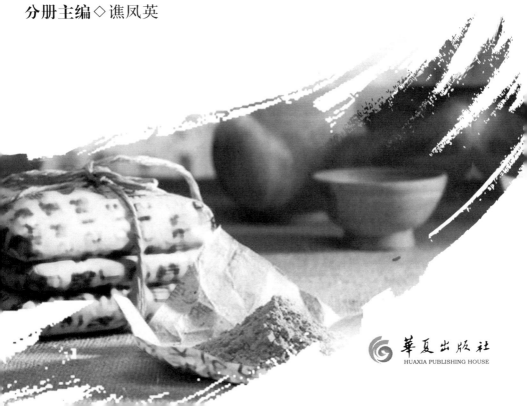

华夏出版社
HUAXIA PUBLISHING HOUSE

常见病中成药临床合理使用丛书
编委会名单

《耳鼻喉科分册》编委会名单

序

　　中医药作为我国重要的医疗卫生资源，与西医药优势互补，相互促进，共同维护和增进人民健康，已经成为中国特色医药卫生事业的重要特征和显著优势。中医药临床疗效确切、预防保健作用独特、治疗方式灵活多样、费用较为低廉，具有广泛的群众基础。基层是中医药服务的主阵地，也是中医药赖以生存发展的根基，切实提高城乡基层中医药服务能力和水平，有利于在深化医改中进一步发挥中医药作用，为人民群众提供更加优质的中医药服务。

　　近年来，北京市惠民医药卫生事业发展基金会致力于"合理使用中成药"公益宣传活动，继出版《中成药临床合理使用读本》《常见病中成药合理使用百姓须知》之后，又出版《常见病中成药临床合理使用丛书》，旨在针对常见病、多发病，指导基层医务工作者正确使用中成药，并可供西医人员学习使用，以实现辨证用药、安全用药、合理用药。

　　相信该丛书的出版发行，有利于促进提升城乡基层中医药服务能力和水平，推动中医药更广泛地进乡村、进社会、进家庭，让中医药更好地为人民健康服务。

2014 年 2 月 20 日

为了促进国家基本药物的合理应用，帮助大众有效使用中成药，《常见病中成药临床合理使用丛书·耳鼻喉科分册》对耳鼻喉科临床常见疾病进行了辨证分型及选药论治。感音神经性聋、变应性鼻炎（过敏性鼻炎）、急性鼻炎、鼻窦炎、急性咽炎五种疾病在耳鼻喉科临床发病率较高，且中成药治疗疗效确切，故被纳入其中。本书以传统中医理论为指导，有现代应用研究的支持，体现了辨病与辨证论治相结合的原则，介绍了耳鼻喉科常见疾病的临床分型、辨证方法及用药规律。

该丛书以《国家基本药物目录》、《国家基本医疗保险、工伤保险和生育保险药品目录》及《中华人民共和国药典》的品种为依据，选择了耳鼻喉科疗效确切的中成药。书中所选取的中成药能够有效地或改善症状、或治愈疾病、或提高生命质量，且副作用少。临床使用有据可循，简便有效。为便于全面掌握所选用的中成药知识，该书详细介绍了所选中成药品种的处方、功能与主治、用法与用量、注意事项，及部分药物的药理毒理、临床报道等内容，并附有常用中成药简表，条目清晰，查阅方便，为耳鼻喉科临床合理使用中成药提供了确切的依据。

该书以临床实用为特点，以安全合理使用中成药为宗旨。详细描述了耳鼻喉科常见疾病的临床分型及中成药辨证论治，针对当前 70% 的中成药为西医医师所开具的现状，主要面向西医医师和广大基层医务工作者，该书以中医理论为基础，以西医病名为纲领，密切结合临床实际，力求帮助广大中西医医师及基层医务工作者深入细致地了解中成药、使用中成药。该书的出版将大大提高广大医师学中医药、懂中医药、用中医药的能力，将为促进耳鼻喉科相关中成药的合理使用、提升患者健康水平、推动中医药事业的发展做出新的贡献！

谯凤英

2014 年 12 月

目录 Contents

感音神经性聋

感音神经性聋（sensorineural deafness）是由于耳蜗螺旋器毛细胞、听神经、听觉传导径路或各级神经元受损，致声音的感受、听觉神经冲动传递障碍以及听皮层功能减退，分别称感音性、神经性及中枢性聋，统称感音神经性聋。

感音神经性聋是耳科最常见的难症之一，多种原因都能导致感音神经性耳聋，常见的感音神经性聋及其病因主要有：

1. 先天性聋　先天性聋指出生时就存在的耳聋，分为遗传性聋及非遗传性聋，前者由于基因或染色体异常导致感音神经性聋；后者多与母体妊娠有关，如母体妊娠早期患有风疹、腮腺炎、流感等病毒感染性疾病，或梅毒、肾炎等全身性疾病，或大量应用耳毒性药物。

2. 老年性聋　老年性聋是伴随机体老化，逐渐发生的听觉系统功能下降。发病可能和遗传、环境、疾病、精神创伤等多种因素有关。

3. 传染病源性聋　传染病源性聋是因各种急、慢性传染病导致的感音神经性聋。如流行性脑脊髓膜炎、流行性感冒、猩红热、腮腺炎、白喉、伤寒、水痘、麻疹、带状疱疹、梅毒、艾滋病等。由于病原微生物或其毒素通过血液循环进入内耳，破坏不同部位的组织结构，而出现耳聋。

4. **全身系统性疾病引起的耳聋** 最常见的是高血压、动脉硬化，其他如糖尿病、肾病、甲状腺功能低下、贫血、红细胞增多症等多种疾病皆可导致感音神经性聋。

5. **药物中毒性聋** 是由于某些药物及化学制品等导致的听力损失。常见的耳毒性药物有链霉素、卡那霉素、新霉素、庆大霉素等氨基糖甙类抗生素，水杨酸类止痛药，奎宁、氯喹等抗疟药，长春新碱、顺铂等抗肿瘤药，利尿剂中的利尿酸、速尿，氮芥、一氧化碳、砷、汞等。

6. **创伤性聋** 属于外力损伤导致的耳聋，与头颅闭合性创伤、颞骨骨折等有关，其他如潜水、噪声、爆震等造成的听力损失也多表现为感音神经性聋。

7. **特发性突聋** 是指无明显原因短时间内突然发生的感音神经性聋，在较短时间内听力损失即可达到较重的程度，一般认为发病与内耳供血障碍、病毒感染等有关，少数患者有自愈倾向。

8. **自身免疫性聋** 好发于青壮年，双耳同时或先后发生非对称性、波动性进行性感音神经性聋。抗内耳组织特异性抗体试验、白细胞移动抑制试验、淋巴细胞转化试验及其亚群分析等有助于诊断。

另外，梅尼埃病、耳蜗性耳硬化症、小脑桥脑角占位性疾病等也可引起感音神经性聋。

感音神经性聋可分为感音性聋及神经性聋，前者由耳蜗病变引起，后者由蜗后病变（包括听神经、听觉中枢病变等）引起。因一般的听力学检查难以区分，故统称感音神经性聋。

感音神经性聋患者纯音测听检查显示患耳骨气导一致性下降，耳声发射、听性诱发电位检查等提示为感音神经性聋。结合患者病史、检查结果，可以做出诊断，但要注意排除听神经瘤等占位性疾病引起的感音神经性聋，以及分泌性中耳炎等引起的传导性聋或混合性聋。

感音神经性聋的治疗原则是改善或部分改善损失的听力，尽量保存并利用残余的听力。药物治疗一般以扩张内耳微循环、降低血液黏稠度、溶解小血栓、营养神经为主，必要时可以使用抗病毒及糖皮质激素类药物。或用助听器、电子耳蜗等改善听力，并可配合听觉和言语训练来改善聋哑状态。

感音神经性聋属于中医"耳鸣耳聋"的范畴。耳鸣耳聋是指以耳内鸣响、听力障碍为主要表现的耳病。耳聋轻者名为重听，耳聋重者则为无闻。在中医古籍中有"劳聋"、"风聋"、"毒聋"、"火聋"、"厥聋"、"气聋"、"聤聋"等病名记载。

一、中医病因病机分析及常见证型

中医认为耳鸣耳聋有虚实之分，实证多因外邪或脏腑实火上扰清窍，虚证多为脏腑虚损、清窍失养所致。患者或因外感风热，肺失宣降，外邪循经上犯耳窍，蒙蔽清窍而致；或因素体阳盛，情志不遂，致肝郁化火，或肝气上逆，肝火上扰清窍，而致耳鸣耳聋；或因饮食不节，嗜食肥甘厚味，损伤脾胃，聚湿生痰，痰郁化火，痰火上壅，闭塞清窍，而致耳鸣耳聋；或因跌扑损伤，或情志损伤，或久病，气机不利，气血运行失畅，或久病入络，造成耳部气滞血瘀，而致耳鸣耳聋；或因劳倦损伤，或饮食不节，导致脾胃虚弱，清阳不升，气血不足，耳窍失养，而致耳鸣耳聋；或因素体不足，或病后失养，或劳欲伤肾，或年老体衰，导致肾精亏损，髓海空虚，耳窍失养，而致耳鸣耳聋。另外，起居失宜，惊吓等亦可致气血逆乱，窍络瘀阻发为耳鸣耳聋。

耳鸣耳聋病变脏腑涉及肺、肝、脾胃、肾等，因此一般将其分为风邪外犯证、肝火上扰证、痰火郁结证、气滞血瘀证、气血亏虚证、肾精亏损证，其中，气滞血瘀作为基础病变，可不同程度地出现于各个证型中。

二、辨证选择中成药

治疗本病以消除耳鸣，通窍复聪为原则。有风邪外犯证者，治疗应疏风散邪；有肝火上扰证者，治疗应清肝泻火；有痰火郁结证者，治疗应清热化痰；有气滞血瘀证者，治疗应行气活血；有气血亏虚证者，治疗应补气养血；有脏腑亏损者，治疗应以补益脏腑为主。

1. 风邪外犯证

【临床表现】患者多有外感史，或有腮腺炎、猩红热等传染病史，耳鸣、耳聋突发，或伴耳内堵塞感，伴鼻塞、流涕、咳嗽、头痛、恶寒、发热等；舌质淡红或红，苔薄白，脉浮。检查见鼓膜轻度充血或不充血。听力检查为感音神经性聋。

【辨证要点】近期有外感史或传染病史，耳鸣、耳聋并伴有风热表证，或风热表证不明显，听力检查为感音神经性聋。

【病机简析】外邪袭肺，肺失宣降，外邪循经上犯，蒙蔽清窍，故见耳鸣耳聋、耳内胀闷感；肺失宣降，津液停聚鼻窍，则见鼻塞、流涕等症。舌脉提示病位在肺。

【治法】疏风散邪，宣肺通窍。

【辨证选药】可选用防风通圣丸（颗粒）、川芎茶调丸（散、颗粒、片）、小柴胡颗粒（片）、黄连上清丸（颗粒、胶囊、片）、牛黄上清丸（胶囊、片）等。

此类中成药常由荆芥、防风、桑叶、菊花、金银花、板蓝根、柴胡、黄芩等组成，可发挥良好的疏风散邪、宣肺通窍聪耳的功能。

2. 肝火上扰证

【临床表现】耳鸣、听力下降突发或渐发，起病或加重与情绪急躁或恼怒有关，耳鸣如风雷声或潮声，或有头痛、眩晕，面红目赤，口苦咽干，烦躁不安或胁痛，大便秘结，小便色黄；舌红苔黄，脉弦数。检查见鼓膜轻度充血或不充血。听力检查为感音神经性聋。

【辨证要点】耳鸣、耳聋突发或渐发，起病或加重与情绪急躁或恼怒有关，口苦咽干；舌红苔黄，脉弦数。

【病机简析】情志不畅，变生肝火，肝火上逆，循胆经上扰耳窍，则耳鸣耳聋；情志刺激则肝郁化火，故耳鸣耳聋加重，口苦咽干、目眩等皆为肝火之象。

【治法】清肝泻火，开郁通窍。

【辨证选药】可选用龙胆泻肝丸（颗粒、胶囊）、当归龙荟丸、通窍耳聋丸、耳聋丸、天麻钩藤颗粒、加味逍遥丸（口服液）等中成药。

此类中成药多由柴胡、黄芩、龙胆草、栀子、芦荟、车前子、天麻、钩藤等组成，共奏清肝泻火、通窍聪耳之功。

3. 痰火郁结证

【临床表现】耳鸣、耳聋突发或渐发，自觉耳内阻塞感；头昏沉重，胸脘满闷，咳嗽痰多，口苦，大便秘结，小便色黄；舌红苔黄腻，脉弦滑。

【辨证要点】耳鸣、耳聋突发或渐发，症状加重与饮食不节有关，伴头昏沉重，胸脘满闷；舌红苔黄腻，脉弦滑。

【病机简析】饮食不节，损伤脾胃，酿生痰浊，变生痰火，痰火郁结，蒙蔽清窍，故见耳鸣耳聋、头昏沉重；痰浊中阻，气机不利，则见胸脘满闷。舌红苔黄腻，脉弦滑皆为痰热之象。

【治法】清热化痰，散结通窍。

【辨证选药】可选用清气化痰丸、清肺化痰丸、橘红丸（颗粒、胶囊、片）、礞石滚痰丸等。

此类中成药多由胆南星、瓜蒌仁、半夏、茯苓、橘络等组成，共奏化痰清热、通窍聪耳之功。

4. 气滞血瘀证

【临床表现】耳鸣、耳聋突发或渐发，无明显波动性，常伴耳胀闷堵塞感或耳痛，或伴眩晕；舌质暗红或有瘀点，脉涩。

【辨证要点】耳鸣、耳聋突发或渐发，无明显波动性；舌质暗红或有瘀点，脉涩。

【病机简析】瘀血阻滞清窍，则见耳鸣耳聋；或因情志不畅，气机不利，血行失畅，耳脉瘀阻，或久病入络，经脉痞塞，则见耳鸣耳聋。舌质有瘀点，脉涩为血瘀之征。

【治法】活血化瘀，行气通窍。

【辨证选药】可选用丹七片、复方丹参片（颗粒、胶囊、滴丸）、银杏叶胶囊（片、滴丸）、愈风宁心片（胶囊）等。

此类中成药常含有丹参、红花、葛根、川芎等活血化瘀药物。同时，本型可出现在耳鸣耳聋的各个证型中，因此在辨证论治的基础上，在各个证型的治疗中均可配合应用活血化瘀药物。

5. 气血亏虚证

【临床表现】耳鸣、听力下降，起病或加重多与劳累有关，或在下蹲站起时加重，或伴眩晕，倦怠乏力，声低气怯，面色无华，食欲不振，大便溏薄，心悸失眠；舌质淡，苔白，脉细弱。

【辨证要点】耳鸣、听力下降，起病或加重多与劳累有关，纳呆便溏；舌淡苔薄白，脉细弱。

【病机简析】因饮食不节、思虑、劳倦等损伤脾胃，气血生化乏源，清阳不升，耳窍失养，则耳鸣耳聋；气血不足则乏力、声低气怯、面色无华，蹲位起立时症状加重系气虚之故。舌淡苔薄白，脉细弱为气血不足之象。

【治法】健脾益气，养血通窍。

【辨证选药】可选用归脾丸（合剂）、益气聪明丸、八珍丸（颗粒、胶囊）、补中益气丸（颗粒、口服液）、十全大补丸、复方阿胶浆等。

此类中成药常含党参、白术、茯苓、当归、川芎、白芍、熟地、阿胶等成分，共奏益气生血、聪耳通窍之功。

6. 肾精亏损证

【临床表现】耳鸣、听力下降日久；腰膝酸软，头晕眼花，发脱或齿摇，夜尿频多，性功能减退，潮热盗汗或畏寒肢冷；舌质淡或嫩红，脉虚弱或细数。

【辨证要点】耳鸣、听力下降日久，腰膝酸软，头晕眼花，发脱或齿摇；舌质淡或嫩红，脉虚弱或细数。

【病机简析】肾精亏损，不能上承，髓海空虚，耳窍失养，则耳鸣、耳聋及头晕眼花；腰为肾府，肾虚则腰膝酸软；肾虚不能主骨，齿为骨之余，则发脱齿摇。舌脉皆提示为肾虚之象。

【治法】 补肾填精，滋阴潜阳。

【辨证选药】 肾阴虚可选用六味地黄丸（颗粒、胶囊、软胶囊）、耳聋左慈丸、左归丸、杞菊地黄丸（胶囊、片、口服液）、归芍地黄丸、首乌丸、天麻首乌片、磁朱丸、补肾益脑丸（胶囊、片）、知柏地黄丸等；肾阳虚可选用右归丸（胶囊）、苁蓉益肾颗粒、桂附地黄丸（胶囊、颗粒、片）等。

此类中成药常由熟地黄、山药、山茱萸、茯苓、丹皮、泽泻、磁石、五味子、石菖蒲、枸杞子、补骨脂、益智仁、附子、肉桂、菟丝子、杜仲等组成，以补益肾精、通窍聪耳。

三、用药注意

临床选药必须以辨证论治的思想为指导，针对不同证型，选择对证的药物，才能收到较满意的疗效。患者如正在服用其他药品，应当告知医师或药师；还要注意饮食宜清淡，切忌肥甘油腻食物，以防影响药效的发挥。避免风寒，劳逸适度，注意休息，改善睡眠，调畅情志，保持心情舒畅，避免强烈的精神刺激是预防及治疗本病的重要因素。注意避免接触噪声，尤其注意避免长时间接触噪声，避免长时间用耳机等，尤其注意避免在嘈杂的环境如马路边、地铁、公交车等地方用耳机听音乐，放鞭炮时注意做好耳部防护，避免炮震等不良刺激。若治疗无效，应注意排除其他原因引起的感音神经性聋。若耳鸣耳聋持续加重，应及时去医院就诊。如果是特发性突聋，建议及时治疗。并严格按照药品用法用量服用，关于具体药品的饮食禁忌、配伍禁忌、妊娠禁忌、证候禁忌、病证禁忌、特殊体质禁忌、特殊人群禁忌等，各药品具体内容中均有详细介绍，用药前务必仔细阅读。

附一

常用治疗感音神经性聋的中成药药品介绍

（一）风邪外犯证常用中成药品种

防风通圣丸（颗粒）

【处方】防风、荆芥穗、薄荷、麻黄、大黄、芒硝、栀子、滑石、桔梗、石膏、川芎、当归、白芍、黄芩、连翘、白术（炒）、甘草。

【功能与主治】解表通里，清热解毒。用于外寒内热，表里俱实，恶寒壮热，头痛咽干，小便短赤，大便秘结，瘰疬初起，风疹湿疮。

【用法与用量】

丸剂：口服。规格（1）大蜜丸，一次1丸；规格（2）浓缩丸，一次8丸；规格（3）水丸，一次6g，一日2次。

颗粒剂：开水冲服。一次1袋，一日2次。

【注意事项】

1．本品用于风邪侵袭引起的耳鸣耳聋。

2．忌烟、酒及辛辣、油腻、鱼虾海鲜类食物。

3．高血压、心脏病患者慎用。有肝病、糖尿病、肾病等慢性病严重者应在医师指导下服用。

4．服药后大便次数增多且不成形者，应酌情减量。

【规格】

丸剂：（1）每丸重9g，（2）每8丸相当于原生药材6g，（3）每20丸重1g。

颗粒剂：每袋装 3g。

【贮藏】密封，置阴凉干燥处。

川芎茶调丸（散、颗粒、片）

【处方】川芎、羌活、白芷、荆芥、薄荷、防风、细辛、甘草。

【功能与主治】疏风止痛。用于外感风邪所致的头痛，或有恶寒、发热、鼻塞。

【用法与用量】

丸剂：饭后清茶冲服。规格（1）水丸，一次 3～6g，一日 2 次；规格（2）浓缩丸，一次 8 丸，一日 3 次。

散剂：饭后清茶送服。规格（1）、（2）一次 3～6g，一日 2 次。

颗粒剂：饭后用温开水或浓茶冲服。规格（1）、（2）一次 1 袋，一日 2 次；儿童酌减。

片剂：饭后清茶送服。一次 4～6 片，一日 3 次。

【禁忌】

1. 孕妇忌服。

2. 出血性脑病患者禁服。

【注意事项】

1. 本药用于风邪侵袭引起的耳鸣、耳聋。

2. 忌烟、酒及辛辣食物。

3. 素有较严重慢性病史者及糖尿病患者，应在医师指导下服药。

【规格】

丸剂：（1）每袋装 6g，（2）每 8 丸相当于原药材 3g。

散剂：每袋装（1）3g，（2）6g。

颗粒剂：每袋装（1）4g，（2）7.8g。

片剂：每片重 0.48g。

【贮藏】密封。

小柴胡颗粒（片）

【处方】柴胡、姜半夏、黄芩、党参、甘草、生姜、大枣。

【功能与主治】解表散热，疏肝和胃。用于外感病，邪犯少阳证，症见寒热往来，胸胁苦满，食欲不振，心烦喜呕，口苦咽干。

【用法与用量】

颗粒剂：开水冲服。规格（1）、（2）、（3）一次 1～2 袋，一日 3 次。

片剂：口服。一次 4～6 片，一日 3 次。

【注意事项】

1．用于感受风邪之后出现的耳鸣耳聋。

2．忌烟、酒及辛辣、生冷、油腻食物。

3．不宜在服药期间同时服用滋补性中成药。

【规格】

颗粒剂：每袋装（1）10g，（2）4g（无蔗糖），（3）2.5g（无蔗糖）。

片剂：每片装 0.4g（相当于总药材 1.5g）。

【贮藏】密封。

【药理毒理】小柴胡汤有抗炎、抗病毒、免疫调节、抗氧化、抗肿瘤、抗肝纤维化、抗抑郁、促进消化等作用。

·**抗炎作用**　研究发现，小柴胡汤对健康人皮肤白介素产生的诱导作用显示，小柴胡汤能够诱导细胞白介素产生，是该方抗炎作用的基础[1]。

· **抗病毒作用** 小柴胡汤能显著改善小鼠感染甲 I 型流感病毒的肺指数和肺指数抑制率[2]。

· **免疫调节作用** 实验证明，小柴胡汤提取物可增强小鼠特异性体液免疫功能及非特异免疫功能[3]。另有实验通过肌注免疫抑制剂环磷酰胺建立了 BALB/c 小鼠免疫抑制模型，灌服小柴胡汤后发现免疫抑制小鼠的各项免疫指标均明显提高，尤其是 TH1 型细胞因子（IL-22 和 IFN2-γ）浓度升高明显，表明小柴胡汤可明显增强免疫抑制小鼠的免疫功能[4]。

· **抗氧化作用** 研究发现，小柴胡汤提取物抗氧化能力为维生素 C 的 1.3 倍，小柴胡汤在 3.125 ~ 50mg/L 浓度范围内可显著抑制 NO 的生成（$P < 0.05$，$P < 0.01$），进一步提示小柴胡汤可抑制人肝癌细胞株 HepG2 增殖，可能与其抗氧化活性及抑制 NO 过量生成有关[5]。

· **抑制肿瘤细胞生长** 研究表明，小柴胡汤联合 5- 氟尿嘧啶（5-FU）可明显抑制 Hca-F 肝癌小鼠肿瘤间质血管生成，疗效优于单独用药[6]。

· **抗肝纤维化作用** 研究小柴胡汤能升高四氯化碳（CCl_4）诱导的实验性肝纤维化大鼠的 IL-2 水平，降低 IL-6 水平，减轻肝损伤[7]。

· **抗抑郁作用** 小柴胡汤高、中、低剂量组均能够显著缩短小鼠悬尾及强迫游泳不动时间。小柴胡汤具有明显的抗抑郁作用[8]。

· **促进消化作用** 小柴胡汤有升高消化不良模型大鼠（肝郁脾虚型）血清胃动素（motilin，MTL）和胃泌素（gastrin，GAS）含量的作用[9]。

【参考文献】

[1] 周真. 小柴胡汤与肿瘤坏死因子、干扰素、白细胞介素关系的研究 [J]. 中医研究，1999，12（6）：15-17.

[2] 刘菁菁，李家庚. 小柴胡汤及其拆方对流感病毒感染小鼠的保护作用 [J]. 湖北中医杂志 2013，35（4）：9-10.

[3] 张磊，彭龙玲，杨薇，等. 小柴胡汤提取物对小鼠的免疫增强作用研究 [J]. 中药药理与临床，2002，18（1）：4-5.

[4] 唐小云，鞠宝玲，李霞. 小柴胡汤对 BALB/c 小鼠免疫调节作用研究 [J]. 中药药理与临床，2008，24（5）：12 -13.

[5] 廖晖，David J de Vries，Linda K Banbury，等. 小柴胡汤对体外培养人肝癌细胞株 HepG2 增殖的影响 [J]. 中国中医药信息杂志，2010，17（11）：24-26.

[6] 周鑫，刘春英. 小柴胡汤联合 5- 氟尿嘧啶对 Hca-F 肝癌小鼠肿瘤间质血管生成的影响 [J]. 实用中医内科杂志，2009，23（7）：29-30.

[7] 江山，李芳. 小柴胡汤对肝纤维化大鼠的抗肝纤维化作用 [J]. 中药药理与临床，2013，29（1）：17-19.

[8] 原红霞，韦彩柳，程遥. 小柴胡汤抗抑郁作用研究 [J]. 中国实验方剂学杂志，2012，18（15）：190-191.

[9] 郁保生，石晓理，张国山，等. 小柴胡汤对消化不良模型大鼠胃动素和胃泌素的影响 [J]. 世界华人消化杂志，2013，21（5）：440-444.

黄连上清丸（颗粒、胶囊、片）

【处方】 黄连、栀子（姜制）、连翘、炒蔓荆子、防风、荆芥穗、白芷、黄芩、菊花、薄荷、酒大黄、黄柏（酒炒）、桔梗、川芎、石膏、旋覆花、甘草。

【功能与主治】 散风清热，泻火止痛。用于风热上攻、肺胃热盛所致的头晕目眩、暴发火眼、牙齿疼痛、口舌生疮、咽喉肿痛、耳痛耳鸣、大便秘结、小便短赤。

【用法与用量】

丸剂：口服。规格（1）大蜜丸，一次 1～2 丸；规格（2）水蜜丸、规格（3）水丸，一次 3～6g，一日 2 次。

颗粒剂：口服。一次 2g，一日 2 次。

胶囊：口服。规格（1）一次 4 粒，规格（2）一次 2 粒，一日 2 次。

片剂：口服。规格（1）、（2）一次 6 片，一日 2 次。

【注意事项】

1．忌烟、酒及辛辣食物。

2．服药后大便次数增多且不成形者，应酌情减量。

3．孕妇慎用。

【规格】

丸剂：（1）每丸重 6g，（2）每 40 丸重 3g，（3）每袋装 6g。

颗粒剂：每袋装 2g。

胶囊：每粒装（1）0.3g，（2）0.4g。

片剂：（1）薄膜衣片每片重 0.31g，（2）糖衣片片芯重 0.3g。

【贮藏】 密封，防潮。

牛黄上清丸（胶囊、片）

【处方】 人工牛黄、薄荷、菊花、荆芥穗、白芷、川芎、栀子、黄连、黄柏、黄芩、大黄、连翘、赤芍、当归、地黄、桔梗、甘草、石膏、冰片。

【功能与主治】 清热泻火，散风止痛。用于热毒内盛、风火上攻所致的头痛眩晕、目赤耳鸣、咽喉肿痛、口舌生疮、牙龈肿痛、大便燥结。

【用法与用量】

丸剂：口服。规格（1）大蜜丸，一次1丸；规格（2）水丸，一次3g；规格（3）水蜜丸，一次4g，一日2次。

胶囊：口服。一次3粒，一日2次。

片剂：口服。规格（1）、（2）、（3）一次4片，一日2次。

【注意事项】

1．孕妇慎用。

2．年老体弱、大便溏薄者慎用。

【规格】

丸剂：（1）每丸重6g，（2）每16粒重3g，（3）每100粒重10g。

胶囊：每粒装0.3g。

片剂：（1）糖衣片基片重0.25g，（2）薄膜衣片每片重0.265g，（3）每片重0.3g。

【贮藏】 密封，防潮。

【药理毒理】 本品有抗炎镇痛、抗渗出、通便、解热等作用。

·**抗炎镇痛** 牛黄上清丸及胶囊均能抑制巴豆油致小鼠耳肿胀，提高小鼠的痛阈，其作用可维持2小时以上[1]。

·**抗渗出** 胶囊和丸剂均可降低小鼠腹腔毛细血管通透性[1]。

·**通便** 本品能够增加试验小鼠的腹泻发生率[1]。

4．解热　本品对伤寒菌苗引起的高热试验家兔有良好的解热作用[1]。

【参考文献】

[1] 李芳，陈显雄，秦裕辉，等．牛黄上清胶囊及其丸剂药理作用的比较研究 [J]. 中药药理与临床，1993，（6）：3-5.

（二）肝火上扰证常用中成药品种

龙胆泻肝丸（颗粒、胶囊）

【处方】　龙胆、柴胡、黄芩、栀子（炒）、泽泻、木通、车前子（盐炒）、当归（酒炒）、地黄、炙甘草。

【功能与主治】　清肝胆，利湿热。用于肝胆湿热，头晕目赤，耳鸣耳聋，胁痛口苦，尿赤，湿热带下。

【用法与用量】

丸剂：口服。规格（1）水丸，一次 3～6g；规格（2）浓缩丸，一次 8 丸；规格（3）大蜜丸，一次 1～2 丸，一日 2 次。

颗粒剂：开水冲服。一次 1～2 袋，一日 2 次。

胶囊：口服。一次 4 粒，一日 3 次。

【注意事项】

1．孕妇慎用。

2．忌烟、酒及辛辣食物。

3．不宜在服药期间同时服用滋补性中药。

4．高血压、心脏病、肝病、糖尿病、肾病等慢性病严重者应在医师指导下服用。

5．服药后大便次数增多且不成形者，应酌情减量。

【规格】

丸剂：（1）水丸，每100粒重6g；（2）浓缩丸，每8丸相当于原生药3g；（3）大蜜丸，每丸重6g。

颗粒剂：每袋装6g。

胶囊：每粒装0.25g。

【贮藏】 密封。

【临床报道】 将龙胆泻肝汤合高压氧用于治疗突发性耳聋65例，并设对照组45例（采用高压氧治疗），两组均以10d为1个疗程，共观察2个疗程，每个疗程结束时复查一次电测听和安全性检测。结果治疗组65例（70耳）治愈19耳，显效27耳，有效21耳，无效3耳，总有效率为95.7%；对照组45例（48耳）治愈4耳，显效13耳，有效18耳，无效13耳，总有效率为72.9%，两组比较差异有统计学意义（$P < 0.05$），两组患者治疗后均未出现不良反应[1]。

【参考文献】

[1] 封彦蕾，吴延涛，罗丽丽.龙胆泻肝汤合高压氧治疗突发性耳聋临床观察[J].世界中西医结合杂志，2012，7（6）：509-510.

当归龙荟丸

【处方】 当归（酒炒）、龙胆（酒炒）、芦荟、青黛、栀子、黄连（酒炒）、黄芩（酒炒）、黄柏（盐炒）、大黄（酒炒）、木香、人工麝香。

【功能与主治】 泻火通便。用于肝胆火旺，心烦不宁，头晕目眩，耳鸣耳聋，胁肋疼痛，脘腹胀痛，大便秘结。

【用法与用量】 口服。一次6g，一日2次。

【禁忌】孕妇禁用。

【注意事项】

1．忌烟、酒及辛辣食物。

2．不宜在服药期间同时服用滋补性中药。

3．服药后大便次数增多且不成形者，应酌情减量。

【规格】每 100 粒重 6g。

【贮藏】密封。

通窍耳聋丸

【处方】柴胡、龙胆、芦荟、熟地黄、黄芩、青黛、天南星（矾炙）、木香、青皮（醋炙）、陈皮、当归、栀子（姜炙）。

【功能与主治】清肝泻火，通窍润便。用于肝经热盛，头目眩晕，耳聋蝉鸣，耳底肿痛，目赤口苦，胸膈满闷，大便燥结。

【用法与用量】口服。一次 6g，一日 2 次。

【禁忌】

1．孕妇忌用。

2．阴虚火旺、脾胃虚寒者忌用。

【注意事项】本药苦寒，易伤正气，体弱年迈者慎服；即使体质壮实者，也当中病即止，不可过服、久服。

【规格】每 100 粒重 6g。

【贮藏】密封。

耳聋丸

【处方】龙胆、黄芩、地黄、泽泻、木通、栀子、当归、九节菖蒲、甘草、羚羊角。

【功能与主治】 清肝泻火，利湿通窍。用于肝胆湿热所致的头晕头痛、耳鸣耳聋、耳内流脓。

【用法与用量】 口服。规格（1）小蜜丸，一次7g；规格（2）大蜜丸，一次1丸，一日2次。

【注意事项】

1．孕妇慎用。

2．阴虚火旺、脾胃虚寒者慎用。

3．服药期间饮食宜选清淡易消化之品，忌食辛辣、油腻之品，以免助热生湿。

4．本药苦寒，易伤正气，体弱年迈者慎服；即使体质壮实者，也当中病即止，不可过服、久服。

【规格】（1）每45丸重7g，（2）每丸重7g。

【贮藏】 密封。

天麻钩藤颗粒

【处方】 天麻、钩藤、石决明、栀子、黄芩、牛膝、盐杜仲、益母草、桑寄生、首乌藤、茯苓。

【功能与主治】 平肝熄风，清热安神。用于肝阳上亢所致的头痛、眩晕、耳鸣、眼花、震颤、失眠；高血压见上述证候者。

【用法与用量】 开水冲服。规格（1）、（2）一次1袋，一日3次；或遵医嘱。

【规格】 每袋装（1）5g（无蔗糖），（2）10g。

【贮藏】 密封，置干燥处。

加味逍遥丸（口服液）

【处方】 柴胡、当归、白芍、白术（麸炒）、茯苓、甘草、牡丹皮、栀子（姜炙）、薄荷。

【功能与主治】 舒肝清热，健脾养血。用于肝郁血虚、肝脾不和所致的两胁胀痛，心烦易怒，头晕目眩，倦怠食少，月经不调，脐腹胀痛等。

【用法与用量】

丸剂：口服。一次 6g，一日 2 次。

口服液：口服。一次 1 支，一日 2 次。

【注意事项】

1．孕妇慎服。

2．忌气恼、劳碌。

3．忌食生冷、油腻、辛辣食物。

【规格】

丸剂：每 100 丸重 6g。

口服液：每支装 10ml。

【贮藏】 密封，防潮。

（三）痰火郁结证常用中成药品种

清气化痰丸

【处方】 黄芩（酒制）、瓜蒌仁霜、半夏（制）、胆南星、陈皮、苦杏仁、枳实、茯苓。

【功能与主治】 清肺化痰。用于痰热阻肺所致的咳嗽痰多、痰黄稠黏、胸腹满闷。

【用法与用量】 口服。一次 6 ～ 9g，一日 2 次；小儿酌减。

【注意事项】

1．忌烟、酒及辛辣、生冷、油腻食物。

2．不宜在服药期间同时服用滋补性中药。

3．风寒咳嗽，痰湿阻肺者不适用。

4．支气管扩张、肺脓疡、肺心病、肺结核患者出现咳嗽时，应去医院就诊。

【规格】 每 100 粒重 6g。

【贮藏】 密封。

清肺化痰丸

【处方】 胆南星（砂炒）、苦杏仁、法半夏（砂炒）、枳壳（炒）、黄芩（酒炙）、川贝母、麻黄（炙）、桔梗、白苏子、瓜蒌子、陈皮、莱菔子（炒）、款冬花（炙）、茯苓、甘草。

【功能与主治】 降气化痰，止咳平喘。用于肺热咳嗽，痰多作喘，痰涎壅盛，肺气不畅。

【用法与用量】 口服。规格（1）一次 6g，规格（2）一次 1 丸，一日 2 次。

【注意事项】

1．忌食辛辣、油腻食物。

2．支气管扩张、肺脓疡、肺心病、肺结核患者应在医师指导下服用。

3．运动员慎用。

4．高血压、心脏病患者慎用。

【规格】（1）水蜜丸，每袋装 6g；（2）大蜜丸，每丸重 9g。

【贮藏】 密封。

橘红丸（颗粒、胶囊、片）

【处方】 化橘红、陈皮、半夏（制）、茯苓、甘草、桔梗、苦杏仁、炒紫苏子、紫菀、款冬花、瓜蒌皮、浙贝母、地黄、麦冬、石膏。

【功能与主治】 清肺，化痰，止咳。用于痰热咳嗽，痰多，色黄黏稠，胸闷口干。

【用法与用量】

丸剂：口服。规格（1）大蜜丸，一次 4 丸；规格（2）大蜜丸，一次 2 丸；规格（3）水蜜丸，一次 7.2g，一日 2 次。

颗粒剂：开水冲服。一次 1 袋，一日 2 次。

胶囊：口服。一次 5 粒，一日 2 次。

片剂：口服。规格（1）、（2）一次 6 片，一日 2 次。

【注意事项】

1．忌烟、酒及辛辣食物。

2．支气管扩张、肺脓疡、肺结核、肺心病患者应在医师指导下服用。

3．服用 3 天症状无改善，应停止服用，并去医院就诊。

【规格】

丸剂：（1）每丸重 3g，（2）每丸重 6g，（3）每 100 丸重 10g。

颗粒剂：每袋装 11g。

胶囊：每粒装 0.5g。

片剂：每片重（1）0.3g，（2）0.6g。

【贮藏】密封。

礞石滚痰丸

【处方】金礞石〔煅〕、沉香、黄芩、熟大黄。

【功能与主治】逐痰降火。用于痰火扰心所致的癫狂惊悸，或咳喘痰稠，大便秘结。

【用法与用量】口服。一次6～12g，一日1次。

【禁忌】孕妇忌用。

【注意事项】

1．非痰热实证、体虚及小儿虚寒成惊者忌用。

2．癫狂重症者，需在专业医师指导下配合其他治疗方法。

3．忌食辛辣、油腻食物。切勿过量、久服。

【规格】每袋（瓶）装6g。

【贮藏】密闭，防潮。

（四）气滞血瘀证常用中成药品种

丹七片

【处方】丹参、三七。

【功能与主治】活血化瘀。用于血瘀气滞，心胸痹痛。眩晕头痛，经期腹痛。

【用法与用量】口服。一次3～5片，一日3次。

【注意事项】

1．本品含丹参，忌与含藜芦的药物同用。

2．用药期间，忌食辛辣、生冷、油腻食物。

3．用药期间不要饮酒、吸烟，少喝浓茶或咖啡。

4．孕妇慎用。

【规格】每片重 0.3g。

【贮藏】密封。

复方丹参片（颗粒、胶囊、滴丸）

【处方】丹参、三七、冰片。

【功能与主治】活血化瘀，理气止痛。用于气滞血瘀所致的胸痹，症见胸闷、心前区刺痛；冠心病心绞痛见上述证候者。

【用法与用量】

片剂：口服。规格（1）、（3）一次 3 片，规格（2）一次 1 片，一日 3 次。

颗粒剂：口服。一次 1 袋，一日 3 次。

胶囊：口服。一次 3 粒，一日 3 次。

滴丸：吞服或舌下含服。规格（1）、（2）一次 10 丸，一日 3 次，28 天为一疗程；或遵医嘱。

【注意事项】

1．本品含丹参，忌与含藜芦的药物同用。

2．用药期间，忌食辛辣、生冷、油腻食物。

3．用药期间不要饮酒、吸烟，少喝浓茶或咖啡。

4．孕妇慎用。

5．过敏体质者慎用。

【规格】

片剂：（1）薄膜衣小片，每片重 0.32g（相当于饮片 0.6g）；

（2）薄膜衣大片，每片重0.8g（相当于饮片1.8g）；（3）糖衣片，每基片重0.3g。

颗粒剂：每袋装1g。

胶囊：每粒装0.3g。

滴丸：（1）每丸重25mg；（2）薄膜衣滴丸，每丸重27mg。

【贮藏】 密封。

银杏叶胶囊（片、滴丸）

【处方】 银杏叶提取物。

【功能与主治】 活血化瘀，通脉疏络。用于瘀血阻络引起的胸痹心痛、中风、半身不遂、舌强语謇；冠心病稳定型心绞痛、脑梗死见上述证候者。

【用法与用量】

胶囊：口服。规格（1）一次2粒，规格（2）一次1粒，一日3次；或遵医嘱。

片剂：口服。规格（1）一次2片，规格（2）一次1片，一日3次；或遵医嘱。

滴丸：口服。规格（1）、（2）一次5丸，一日3次；或遵医嘱。

【禁忌】 月经期及有出血倾向者禁用。

【注意事项】

1．心力衰竭者慎用。

2．饮食宜清淡、低盐、低脂，忌食生冷、辛辣、油腻之品，忌烟酒、浓茶。

3．孕妇及过敏体质者慎用。

【规格】

胶囊：（1）每粒含总黄酮醇苷 9.6mg，萜类内酯 2.4mg；（2）每粒含总黄酮醇苷 19.2mg，萜类内酯 4.8mg。

片剂：（1）每片含总黄酮醇苷 9.6mg，萜类内酯 2.4mg；（2）每片含总黄酮醇苷 19.2mg、萜类内酯 4.8mg。

滴丸：（1）每丸重 60mg；（2）薄膜衣丸，每丸重 63mg。

【贮藏】 密封，避光。

【药理毒理】 本品有改善血液循环、清除自由基、降低庆大霉素所致耳毒性等作用。

·改善血液循环、清除自由基 本品具有扩张冠状动脉、拮抗肾上腺素收缩血管作用，能清除自由基，抑制细胞膜脂质过氧化，提高红细胞 SO 的活性，拮抗血小板活化因子引起的血小板聚集，防止血栓的形成，改善心肌缺血、心功能紊乱等，改善血液流变学，增进红细胞的变形能力，降低血液黏度，改善循环障碍，对脑部血液循环及脑细胞代谢有较好的改善和促进作用，对大脑具有保护作用[1]。

·拮抗庆大霉素（GM）所致耳毒性 将银杏叶提取物（Egb）用于治疗试验豚鼠，取健康豚鼠 15 只，随机分为 3 组，I 组为生理盐水组，II 组为庆大霉素（GM）组，造成损伤模型，III 组为银杏叶提取物和庆大霉素（Egb+GM）组，观测 3 组豚鼠不同时期畸变产物耳声发射（DPOAE）的改变，TUNEL 法检测 3 组豚鼠毛细胞凋亡。结果显示 Egb 可以减轻耳蜗外毛细胞的损伤率（$P < 0.05$），减少凋亡，降低庆大霉素所致的耳毒性，表明 Egb 对庆大霉素所致的耳毒性具有拮抗作用[1]。

【临床报道】 临床观察银杏叶提取物在突发性耳聋治疗中的作用：将发病 1 周内的 61 例突发性耳聋患者随机分为 2 组，对照组 31 例，36 只患耳，予高压氧、盐酸丁咯地尔治疗；治疗组 30 例，36 只患耳，在应用高压氧、盐酸丁咯地尔同时加用银杏叶提取物治疗。结果显示治疗组治愈率 52.8%，显效率 19.4%，有效率 13.9%，总有效率 86.1%；对照组治愈率 50.0%，显效率 16.7%，有效率 13.9%，总有效率 80.6%。两组的治愈率、显效率和总有效率差别有统计学意义（$P < 0.05$）[2]。

【参考文献】

[1] 闫艾慧，姜学钧，郝帅. 银杏叶提取物对庆大霉素耳毒性保护作用的实验研究 [J]. 中国医科大学学报，2007，36（2）：212-213.

[2] 王林，李文涛. 银杏叶提取物治疗突发性耳聋 61 例临床观察 [J]. 中国实用神经疾病杂志，2008，11（12）：29-30.

愈风宁心片（胶囊）

【处方】 葛根。

【功能与主治】 解痉止痛，增强脑及冠脉血流量。用于高血压头晕，头痛，颈项疼痛，冠心病，心绞痛，神经性头痛，早期突发性耳聋等症。

【用法与用量】

片剂：口服。一次 5 片，一日 3 次；或遵医嘱。

胶囊：口服。一次 4 粒，一日 3 次。

【注意事项】

1. 孕妇慎用。

2. 忌食生冷、辛辣、油腻食物。

3. 本品性凉，胃寒者慎用。

【规格】

片剂：每片重 0.28g。

胶囊：每粒装 0.4g。

【贮藏】 密封。

【药理毒理】 本品有保护动物心、脑乏氧缺血，改善实验动物听力的作用。

·对动物心、脑乏氧缺血的保护作用 有研究显示愈风宁心口服液和片剂均能明显延长脑缺血大鼠的存活时间（$P < 0.01$），20% 乙醇对脑缺血大鼠的存活时间无明显影响（$P > 0.05$）。而相同剂量的愈风宁心口服液使脑缺血大鼠存活时间明显较片剂组延长（$P < 0.05$）[1]。

·明显改善老年性聋大鼠听力 有研究选取月龄 22 ~ 24 个月 Wistar 大鼠 32 只，随机分为 4 组，每组 8 只。对 4 组大鼠皮下注射不同剂量的葛根提取液，共 4 周，观察各组大鼠听觉脑干反应（ABR）的改变，比较各组动物血液流变学指标。结果注射葛根后老年性聋大鼠反应阈明显改善（$P < 0.05$），血液流变学指标较对照组明显好转（$P < 0.05$），且葛根注射剂量为 2g/（kg·d）效果最佳（$P < 0.01$），不良反应较轻[2]。

【临床报道】 将愈风宁心冲剂用于治疗 30 例突发性耳聋患者（45 耳），并设对照组 30 例（43 耳），对照组只使用能量合剂及丹参注射液，7d 为 1 个疗程，一般治疗 3 ~ 4 个疗程。结果表明治疗组治疗前后听力各频率改善情况比较有显著差异（$P < 0.01$）；对照组治疗前后听力在 500Hz、3kHz 改善情况比较无显著差异（$P > 0.05$），在 1kHz、2kHz 处听力改善比较差异显著（$P < 0.01$）。治疗组与对照组听力改善情况比较有显著差异（$P < 0.01$）[3]。

【参考文献】

[1] 唐凤珍，张何，候慧茹.愈风宁心口服液对动物心、脑缺血乏氧的保护作用 [J].中成药，1995，17（4）：37-38.

[2] 陈望燕，姚琦，刘卫红，等.葛根对老年性聋大鼠的治疗作用 [J].临床耳鼻咽喉头颈外科杂志，2009，23（15）：703-705.

[3] 顾真.愈风宁心冲剂治疗突发性耳聋的疗效观察 [J].山东中医杂志，2001，20（10）：599-600.

（五）气血亏虚证常用中成药品种

归脾丸（合剂）

【处方】 党参、炒白术、炙黄芪、炙甘草、茯苓、制远志、炒酸枣仁、龙眼肉、当归、木香、大枣（去核）。

【功能与主治】 益气健脾，养血安神。用于心脾两虚，气短心悸，失眠多梦，头昏头晕，肢倦乏力，食欲不振，崩漏便血。

【用法与用量】

丸剂：用温开水或生姜汤送服。规格（1）大蜜丸，一次1丸；规格（2）浓缩丸，一次8～10丸；规格（3）水蜜丸，一次6g；规格（4）、（5）、（6）小蜜丸，一次9g，一日3次。

合剂：口服。规格（1）、（2）一次10～20ml，一日3次，用时摇匀。

【注意事项】

1．忌不易消化食物。

2．有高血压、心脏病、肝病、糖尿病、肾病等慢性病严重者应在医师指导下服用。

【规格】

丸剂：（1）每丸重9g，（2）每8丸相当于原药材3g，（3）每袋装6g，（4）每袋装9g，（5）每瓶装60g，（6）每瓶装120g。

合剂：（1）每支装10ml，（2）每瓶装100ml。

【贮藏】密闭。

益气聪明丸

【处方】黄芪、党参、葛根、升麻、蔓荆子、白芍、黄柏（炒）、甘草（炙）。

【功能与主治】益气升阳，聪耳明目。用于视物昏花，耳聋耳鸣等症。

【用法与用量】温开水送服。一次9g，一日1次。

【禁忌】对本品过敏者禁用。

【注意事项】

1．本药用于虚性耳聋耳鸣，凡实证者慎用。

2．突发性耳聋者应在医师指导下应用。

3．过敏体质者慎用。

【规格】水蜜丸，每瓶装（1）4.5g，（2）9g。

【贮藏】密封。

【药理毒理】本品有改善血液循环，促进内耳神经细胞再生、修复的作用。

·**改善血液循环** 益气聪明汤有调节颅内外动脉的收缩舒张功能，可以改善脑部血液循环，对老年人的高血压与低血压有双向调节作用[1]。

· **促进内耳神经细胞的再生、修复**　益气聪明丸能通过扩张血管，增加血流，有效改善耳蜗微循环，促进内耳神经细胞的再生、修复[1]。

【临床报道】

1. 用益气聪明丸治疗突发性耳聋 27 例，口服，每次 9g，1次 /d，连用 1 个月。并设对照组 25 例，给予能量合剂＋胞二磷胆碱静滴，1 次 /d，连用 1 个月。结果显示治疗组治愈 3 例，显效 15 例，有效 6 例，无效 3 例，总有效率为 89%；对照组治愈 2 例，显效 10 例，有效 7 例，无效 6 例，总有效率为 76%（$P < 0.05$）。治疗中未见明显不良反应[2]。

2. 用益气聪明汤治疗耳鸣 50 例，水煎服，每日 1 剂，7 剂为 1 疗程，总疗程为 35 天。随访治疗 5 个疗程后，耳鸣症状完全消失者 32 例，痊愈率为 64%；耳鸣症状减轻者 15 例，有效率为 30%；3 例患者无明显好转，无效率 6%[3]。

3. 用益气聪明丸治疗耳鸣 30 例（48 耳），并设对照组 30 例（40 耳），口服都可喜、辅酶 Q_{10}。两组均连续用药 1 个月。结果治疗组、对照组总有效率分别为 79.2%、62.5%，且治疗组总疗效优于对照组（$P < 0.05$）[4]。

【参考文献】

[1] 王乃石. 益气聪明汤治疗脑血管神经性病变的体会 [J]. 湖北中医杂，1996，18（5）：41.

[2] 王霞，苗莉. 益气聪明丸治疗突发性耳聋 27 例 [J]. 现代中西医结合杂志，2011，20（27）：3463.

[3] 许君，张玉龙. 益气聪明汤治疗耳鸣 50 例 [J]. 四川中医，2012，30（1）：108–109.

[4] 丁晓勇，段炜，陈向阳，等.益气聪明丸治疗耳鸣60例 [J].现代中医药，2007，27（4）：7-8.

八珍丸（颗粒、胶囊）

【处方】 党参、炒白术、茯苓、甘草、当归、白芍、川芎、熟地黄。

【功能与主治】 补气益血。用于气血两虚，面色萎黄，食欲不振，四肢乏力，月经过多。

【用法与用量】

丸剂：口服。规格（1）大蜜丸，一次1丸，一日2次；规格（2）、（4）浓缩丸，一次8丸，一日3次；规格（3）水蜜丸，一次6g，一日2次。

颗粒剂：开水冲服。规格（1）、（2）一次1袋，一日2次。

胶囊：口服。一次3粒，一日2次。

【禁忌】 本品为气血双补之药，性质较黏腻，有碍消化，故咳嗽痰多，脘腹胀痛，纳食不消，腹胀便溏者忌服。

【注意事项】

1．不宜和感冒类药同时服用。

2．服本药时不宜同时服用藜芦或其制剂。

3．本品宜饭前服用或进食同时服。

4．服药期间出现食欲不振，恶心呕吐，腹胀便溏者应去医院就诊。

5．孕妇慎用。

【规格】

丸剂：（1）每丸重9g，（2）每8丸相当于原生药3g，（3）每袋装6g，（4）每瓶装60g。

颗粒剂：每袋装（1）3.5g，（2）8g。

胶囊：每粒装 0.4g。

【贮藏】密封。

补中益气丸（颗粒、口服液）

【处方】炙黄芪、党参、炙甘草、炒白术、当归、升麻、柴胡、陈皮。

【功能与主治】补中益气，升阳举陷。用于脾胃虚弱、中气下陷所致的泄泻、脱肛、阴挺，症见体倦乏力、食少腹胀、便溏久泻、肛门下坠或脱肛、子宫脱垂。

【用法与用量】

丸剂：口服。规格（1）大蜜丸，一次1丸，一日2～3次；规格（2）浓缩丸，一次8～10丸，一日3次；规格（3）水丸，一次6g，一日2～3次。

颗粒剂：口服。一次3g，一日2～3次。

口服液：口服。一次10～15ml，一日2～3次。

【禁忌】对本品过敏者禁用。

【注意事项】

1. 不宜和感冒类药同时服用。

2. 高血压患者慎服。

3. 服本药时不宜同时服用藜芦或其制剂。

4. 本品宜空腹或饭前服为佳，亦可在进食同时服。

5. 服药期间出现头痛、头晕、复视等症，或皮疹、面红者，以及血压有上升趋势，应立即停药。

6. 过敏体质者慎用。

【规格】

丸剂：（1）每丸重9g，（2）每8丸相当于原生药3g，（3）每袋装6g。

颗粒剂：每袋装3g。

口服液：每支装10ml。

【贮藏】密封，置阴凉处。

十全大补丸

【处方】党参、白术（炒）、茯苓、熟地黄、当归、白芍（酒炒）、川芎、炙黄芪、肉桂、炙甘草。

【功能与主治】温补气血。用于气血两虚，面色苍白，气短心悸，头晕自汗，体倦乏力，四肢不温，月经量多。

【用法与用量】口服。规格（1）水丸，一次6g；规格（2）大蜜丸，一次1丸，一日2～3次。

【禁忌】孕妇、糖尿病患者禁用。

【注意事项】

1．忌不易消化食物。

2．感冒发热患者不宜服用。

3．有高血压、心脏病、肝病、糖尿病、肾病等慢性病严重者应在医师指导下服用。

【规格】（1）每10丸重0.6g，（2）每丸重9g。

【贮藏】密封。

复方阿胶浆

【处方】阿胶、红参、熟地黄、党参、山楂。

【功能与主治】补气养血。用于气血两虚，头晕目眩，心悸失眠，食欲不振及白细胞减少症和贫血。

【用法与用量】口服。一次 20ml，一日 3 次。

【注意事项】

1．服用本品同时不宜服用藜芦、五灵脂、皂荚或其制剂；不宜喝茶和吃萝卜，以免影响药效。

2．凡脾胃虚弱，呕吐泄泻，腹胀便溏，咳嗽痰多者慎用。

3．感冒患者不宜服用。

4．本品宜饭前服用。

【规格】每瓶装（1）20ml，（2）200ml，（3）250ml。

【贮藏】密封，防潮。

（六）肾精亏损证常用中成药品种

六味地黄丸（颗粒、胶囊、软胶囊）

【处方】熟地黄、酒萸肉、牡丹皮、山药、茯苓、泽泻。

【功能与主治】滋阴补肾。用于肾阴亏损，头晕耳鸣，腰膝酸软，骨蒸潮热，遗精盗汗，消渴。

【用法与用量】

丸剂：口服。规格（1）大蜜丸，一次 1 丸，一日 2 次；规格（2）浓缩丸，一次 8 丸，一日 3 次；规格（3）水蜜丸，一次 6g，一日 2 次；规格（4）、（5）、（6）小蜜丸，一次 9g，一日 2 次。

颗粒剂：开水冲服。一次 5g，一日 2 次。

胶囊：口服。规格（1）一次 1 粒，规格（2）一次 2 粒，一日 2 次。

软胶囊：口服。一次3粒，一日2次。

【注意事项】

1．忌辛辣食物。

2．不宜在服药期间服感冒药。

3．服药期间出现食欲不振，胃脘不适，大便稀，腹痛等症状时，应去医院就诊。

【规格】

丸剂：（1）每丸重9g，（2）每8丸重1.44g（每8丸相当于饮片3g），（3）每袋装6g，（4）每袋装9g，（5）每瓶装60g，（6）每瓶装120g。

颗粒剂：每袋装5g。

胶囊：每粒装（1）0.3g，（2）0.5g。

软胶囊：每粒装0.38g。

【贮藏】 密封，防潮。

【药理毒理】 本品有调节机体免疫、抗肿瘤、降血糖、降血脂、保护肝肾、抗衰老等作用。

·调节机体免疫功能 六味地黄丸能降低对实验性自身免疫性脑脊髓炎（EAE）小鼠的神经功能评分，缩短病程，将外周血淋巴细胞亚群中的 $CD8^+$，$CD4^+/CD8^+$ 比值及 NK 细胞水平基本调节至正常[1]。

·抗肿瘤作用 六味地黄汤全方对阿霉素治疗小鼠试验性肝癌有增效减毒作用[2]。

·降血糖、血脂的作用 六味地黄丸水溶剂不仅能改善糖尿病大鼠的一般状况，增加体重，改善糖代谢，还降低了总胆固醇、甘油三酯、低密度脂蛋白胆固醇的含量，从而减少了心血管系统疾病的发生[3]。

·保护肝、肾的作用 加味六味地黄丸对环磷酰胺致大鼠肝损害有一定的保护作用。使肝细胞水肿明显减轻，并且大鼠血清中谷丙转氨酶（ALT）、谷草转氨酶（AST）明显低于对照组[4]。在临床试验中发现患者口服得高宁20mg，日2次，加服六味地黄丸9g，日2次，不仅增强降压作用，还能够明显降低患者的血尿素氮（BUN）、血肌酐（Cr）、尿微量清蛋白（mALB）、血清内皮素（ET）等检测指标水平，能显著升高患者NO的水平，从不同程度上延缓或逆转了老年性高血压患者的肾损害，具有多重性肾保护作用[5]。

·抗衰老作用 六味地黄汤可使卵巢重量增加，卵泡发育，具雌激素样作用；并能增加致衰小鼠子宫中腺体及血管数量，使子宫内膜肌层增厚，缓解子宫萎缩，表明六味地黄汤和雌激素均有营养子宫及改善其功能的作用[6]。

【参考文献】

[1] 刘妍，王蕾，赵晖，等.六味地黄和金匮肾气丸对实验性自身免疫性脑脊髓炎小鼠淋巴细胞亚群和NK细胞的影响[J].中国实验方剂学杂志，2009，15（4）：42-47.

[2] 杨义明，杜钢军，林海红，等.六味地黄汤及其拆方对阿霉素治疗小鼠试验性肝癌的影响[J].河南大学学报，2009，28（2）：129-132.

[3] 谭俊珍，李庆雯，范英昌，等.六味地黄丸对糖尿病大鼠血糖和血脂的影响[J].天津中医药大学学报，2007，26（4）：196-198.

[4] 姜荣燕，朱立平，陈述英，等.加味六味地黄汤对环磷酰

胺致幼年大鼠肝损害的保护作用 [J]. 中国中医药儿科学，2009，1（5）：445-447.

[5] 程吉东. 六味地黄丸对老年性高血压患者肾保护作用的随访调查 [J]. 山东中医杂志，2007，26（2）：87-89.

[6] 周玲生. 六味地黄汤对雌性致衰模型小鼠生殖器官影响的实验研究 [J]. 时珍国医国药，2009，20（12）：3155-3157.

耳聋左慈丸

【处方】 磁石（煅）、熟地黄、山茱萸（制）、牡丹皮、山药、泽泻、茯苓、竹叶柴胡。

【功能主治】 滋肾平肝。用于肝肾阴虚，耳鸣耳聋，头晕目眩。

【用法与用量】 口服。规格（1）大蜜丸，一次1丸，一日2次；规格（2）浓缩丸，一次8丸，一日3次；规格（3）水蜜丸，一次6g，一日2次。

【注意事项】

1．属肝阳上亢，痰瘀阻滞等实证者慎用。

2．注意饮食调理，忌食或少食辛辣刺激食物，以防伤阴耗津。

3．服药期间应保持心情舒畅，避免过度忧郁与发怒及精神刺激，以免加重病情。

4．伴有头痛头晕者，应同时配合服用有关治疗头痛头晕的药物。

5．磁石重镇，久服伤气，收效后应停药。

6．忌烟、酒，辛辣、刺激性食物。

【规格】（1）大蜜丸，每丸重9g；（2）浓缩丸，每8丸相当于原生药3g；（3）水蜜丸，每100粒重10g。

【贮藏】密封。

【药理毒理】本品有抗凋亡、减弱神经元自发放电活动等作用。

· **抗凋亡作用**　现代药理实验显示耳聋左慈丸对内耳的保护作用有一定的抗凋亡作用。耳聋左慈丸在离体情况下能够明显抑制庆大霉素（GM）激活的 Caspase-9 酶的活性，明显上调 Bcl-2/Bax 蛋白表达，对 Caspase-3 酶活性有一定的抑制作用[1]。

· **减弱神经元自发放电活动**　观察耳聋左慈丸对耳鸣大鼠下丘外侧核（ICx）和次听皮层（AII）放电的影响，结果发现耳聋左慈丸防治组大鼠与慢性水杨酸（SA）耳鸣模型组相比，ICx 和 AII 神经单元平均自发放电率显著降低，短间隔自发放电脉冲数占总放电数比例较低。提示：慢性 SA 耳鸣模型动物 ICx 和 AII 神经元自发放电活动增加，短间隔放电脉冲数比例较正常对照组增加，耳聋左慈丸能减弱这种变化[2]。

【临床报道】

1. 耳聋左慈丸治疗氨基糖苷类抗生素引起的迟发性耳毒症患者 32 例。结果：单纯性耳鸣 10 例和伴有听力减退 5 例全部治愈；头昏伴耳鸣 14 例，治愈 13 例，好转 1 例；耳聋 3 例，好转 2 例，无效 1 例[3]。

2. 用耳聋左慈丸治疗 86 例肾虚耳鸣耳聋患者，其中男 71 例，女 15 例，60～76 岁 65 例，40～59 岁 21 例，35 例 70 耳听力减退，2 例完全丧失听力，26 例 49 耳有蝉鸣样阵发性耳鸣，23 例 38 耳持续性耳鸣。86 例不同程度兼见潮热盗汗，腰膝酸软，头目眩晕，手足心热，口燥咽干，舌红少苔，脉细数的肾阴虚症状或腰膝冷痛，下半身常有冷感，少腹拘急，小便清长，尺脉沉细，舌质淡而胖，苔薄白等肾阳虚衰症状，或肾阴阳两虚证，口服耳聋左慈丸加减治疗。结果治愈 62 例（占 72.1%）：耳鸣耳聋消失，听力恢复正常，其他伴随症状消失；好转 22 例（占 25.5%）：耳鸣耳聋和其他伴随症状减轻，听力提高 10dB 以上；无效 2 例（占 2.32%）：耳鸣耳聋和其他伴随症状无明显改善；有效率为 97.6%。疗效最短 23d，最长 63d，平均 43d[4]。

【参考文献】

[1] 王静，郭春荣，董杨，等. 耳聋左慈丸及有效拆方拮抗庆大霉素诱导毛细胞凋亡的实验研究 [J]. 中国中药杂志，2010，35（18）：2464-2467.

[2] 王毅敏，宋海燕，童钟，等. 耳聋左慈丸对水杨酸耳鸣模型大鼠听中枢神经元放电的影响 [J]. 中国应用生理学杂志，2009，（3）：32-35.

[3] 龚树春，沈桂英. 耳聋左慈丸治疗氨基糖甙类抗生素引起的迟发性耳毒症 [J]. 四川中医，1993，11（40）：45.

[4] 芮其根. 耳聋左慈丸加减治疗肾虚性耳鸣耳聋 86 例 [J]. 中医药临床杂志，2007，19（3）：280.

左归丸

【处方】 枸杞子、龟板胶、鹿角胶、牛膝、山药、山茱萸、熟地黄、菟丝子。

【功能与主治】 滋阴补肾，填精益髓。用于真阴不足，腰酸膝软，盗汗，神疲口燥。

【用法与用量】 口服。一次 9g，一日 2 次。

【禁忌】

1. 孕妇忌服。

2．儿童禁用。

【注意事项】

1．忌油腻食物。

2．感冒患者不宜服用。

3．脾虚便溏、胃弱痰多者慎用。

【规格】每瓶装 45g。

【贮藏】密封。

【临床报道】左归丸治疗神经性耳鸣，每次服 60 丸，每日服 3 次，连续用药 2 周为 1 个疗程，最多可用药 6 个疗程。部分耳鸣患者在服用此药 3 个疗程后不仅耳鸣的症状消失了，其听力也提高了 15～30 分贝，头的沉重感也有所减轻。在服用此药显效（病情得到不同程度的改善）的耳鸣患者中，部分患者感觉耳鸣有所减轻；部分患者感觉耳鸣的性质和响度没有得到明显改善，但耳鸣对自己的干扰明显减少了。少数耳鸣患者在服用此药后，失眠、焦虑症等并发症也得到了改善。研究者认为耳鸣患者服用左归丸治疗不会出现明显的不良反应，还发现用左归丸治疗突发性耳鸣及由精神压力和劳累过度引起的耳鸣，其疗效更加显著[1]。

【参考文献】

[1] 彭玉成．左归丸可治疗神经性耳鸣 [J]．求医问药，2011，（3）：41．

杞菊地黄丸（胶囊、片、口服液）

【处方】枸杞子、菊花、熟地黄、酒萸肉、牡丹皮、山药、茯苓、泽泻。

【功能与主治】滋肾养肝。用于肝肾阴亏，眩晕耳鸣，羞明畏光，迎风流泪，视物昏花。

【用法与用量】

丸剂：口服。规格（1）大蜜丸，一次1丸，一日2次；规格（2）浓缩丸，一次8丸，一日3次；规格（3）水蜜丸，一次6g，一日2次；规格（4）、（6）小蜜丸，一次9g，一日2次；规格（5）小蜜丸，一次6g，一日2次。

胶囊：口服。一次5～6粒，一日3次。

片剂：口服。一次3～4片，一日3次。

口服液：口服。一次1支，一日2次。

【注意事项】

1．儿童及青年患者应去医院就诊。

2．脾胃虚寒，大便稀溏者慎用。

【规格】

丸剂：（1）每丸重9g，（2）每8丸相当于原药材3g，（3）每袋装6g，（4）每袋装9g，（5）每瓶装60g，（6）每瓶装120g。

胶囊：每粒装0.3g。

片剂：片芯重0.3g。

口服液：每支装10ml。

【贮藏】密封，置阴凉处。

归芍地黄丸

【处方】当归、白芍、熟地黄、山茱萸、丹皮、山药、茯苓、泽泻。

【功能与主治】滋肝肾，补阴血，清虚热。用于肝肾两亏，阴虚血少，头晕目眩，耳鸣咽干，午后潮热，腰腿酸痛，足跟疼痛。

【用法与用量】口服。一次 1 丸，一日 2 ～ 3 次。

【规格】每丸重 9g。

【贮藏】密封。

首乌丸

【处方】制何首乌、熟地、酒牛膝、桑葚、女贞子、墨旱莲、桑叶、黑芝麻、菟丝子、金樱子、补骨脂、豨莶草、金银花。

【功能与主治】补肝肾，强筋骨，乌须发。用于肝肾两虚，头晕目花、耳鸣、腰酸肢麻、须发早白；亦用于高脂血症。

【用法与用量】口服。一次 6g，一日 2 次。

【禁忌】对本品过敏者禁用。

【注意事项】

1．忌不易消化食物。

2．感冒发热患者不宜服用。

3．有高血压、心脏病、肝病、糖尿病、肾病等慢性病严重者应在医师指导下服用。

4．过敏体质者慎用。

【规格】每袋装 6g。

【贮藏】密封。

天麻首乌片

【处方】天麻、白芷、何首乌、熟地黄、丹参、川芎、当归、蒺藜（炒）、桑叶、墨旱莲、女贞子、白芍、黄精、甘草。

【功能与主治】滋阴补肾，养血熄风。用于肝肾阴虚所致的头晕目眩、头痛耳鸣、口苦咽干、腰膝酸软、脱发、白发；脑动脉硬化、早期高血压、血管神经性头痛、脂溢性脱发见上述证候者。

【用法与用量】口服。一次 6 片，一日 3 次。

【禁忌】对本品过敏者禁用。

【注意事项】

1．忌不易消化食物。

2．感冒发热患者不宜服用。

3．过敏体质者慎用。

【规格】每片重 0.25g。

【贮藏】密封，置干燥处。

磁朱丸

【处方】煅磁石、朱砂、神曲。

【功能与主治】镇心，安神，明目。用于心肾阴虚，心阳偏亢，心悸失眠，耳鸣耳聋，视物昏花。

【用法与用量】口服。一次 3g，一日 2 次。

【禁忌】肝肾功能不全、造血系统疾病患者，孕妇、哺乳期妇女、儿童及体弱虚寒者禁用。

【注意事项】

1．本品含朱砂，不宜长期服用，并避免与含汞制剂同时服用，连续服用不宜超过 2 周；因特殊情况需长期服用，应检查血、尿中汞离子浓度和肝肾功能，超过规定限度者立即停用。

2．服用本品时应避免与茶碱、心得安类药物以及含溴、碘的物质，如溴化物、巴氏合剂、三溴合剂、海带、海藻等同服。

【规格】每 100 粒重 12g。

【贮藏】密封。

【临床报道】磁朱丸治疗耳鸣耳聋 32 例，其中诊断为神经性耳聋耳鸣 17 例，脑震荡致耳鸣的 2 例，中耳炎致耳聋耳鸣 6 例，梅尼埃病 7 例。对照组 28 例用卡马西平治疗，其中神经性耳聋耳鸣 15 例，脑震荡致耳鸣 2 例，中耳炎致耳聋耳鸣 5 例，梅尼埃病 6 例，治疗组与对照组在患者年龄、病程、性别和病情轻重分布比例等方面，经统计学处理无显著性差异（$P > 0.05$）。治疗组治愈 18 例，显效 10 例，有效 2 例，无效 2 例，总有效率 93.75%；对照组治愈 5 例，显效 11 例，有效 4 例，无效 8 例，总有效率 71.42%。治疗组优于对照组（$P < 0.05$）。一般用药 3～5d 后，耳鸣及失眠症状开始减轻，2 周显效者居多。磁朱丸在治疗期间无明显副作用，且治愈率高，卡马西平在治疗期间常有头昏头痛、视力模糊等副作用发生[1]。

【参考文献】

[1] 李延亭，游建军.磁朱丸治疗耳鸣的临床观察 [J].药学实践杂志，1999，17（2）：91-92.

补肾益脑丸（胶囊、片）

【处方】鹿茸（去毛）、红参、茯苓、山药（炒）、熟地黄、当归、川芎、补骨脂（盐制）、牛膝、枸杞子、玄参、麦冬、五味子、酸枣仁（炒）、远志（蜜制）、朱砂。

【功能与主治】补肾益气，养血生精。用于气血两虚，肾虚精亏，心悸气短，失眠健忘，遗精盗汗，腰腿酸软，耳鸣耳聋。

【用法与用量】

丸剂：口服。一次 8～12 粒，一日 2 次。

胶囊：口服。一次 4～6 粒，一日 2 次。

片剂：口服。一次4~6片，一日2次。

【禁忌】

1．孕妇忌服。

2．感冒发热者忌用。

【注意事项】本品含朱砂，不宜久服。

【规格】

丸剂：每10丸重2g。

胶囊：每粒装0.35g。

片剂：每片重0.33g。

【贮藏】密封。

知柏地黄丸

【处方】知母、黄柏、熟地黄、山茱萸（制）、牡丹皮、山药、茯苓、泽泻。

【功能与主治】滋阴降火。用于阴虚火旺，潮热盗汗，口干咽痛，耳鸣遗精，小便短赤。

【用法与用量】口服。规格（1）大蜜丸，一次1丸，一日2次；规格（2）、（6）浓缩丸，一次8丸，一日3次；规格（3）、（5）水蜜丸，一次6g，一日2次；规格（4）小蜜丸，一次9g，一日2次。

【注意事项】

1．虚寒性病证患者不适用。

2．不宜和感冒类药同时服用。

3．本品宜空腹或饭前服用，开水或淡盐水送服。

4．孕妇慎服。

【规格】（1）每丸重9g，（2）每10丸重1.7g，（3）每袋装6g，（4）每袋装9g，（5）每瓶装60g，（6）每8丸相当于原生药3g。

【贮藏】密封。

【临床报道】知柏地黄丸治疗氨基甙类药物引起耳毒性症状44例，结果：44例患者中单纯有耳鸣者16例，全部治愈；耳鸣伴眩晕24例中16例治愈，8例好转；耳鸣伴听力减退2例，经治疗后好转；耳聋2例治疗半个月无效。总有效率为95.5%[1]。

【参考文献】

[1] 刘士运，魏金花，高磷，等.知柏地黄丸治疗氨基甙类药物引起耳毒性症状44例[J].河北中医，1991，13（3）：12.

右归丸（胶囊）

【处方】熟地黄、炮附片、肉桂、山药、山萸肉、菟丝子、鹿角胶、枸杞子、当归、杜仲。

【功能与主治】温补肾阳，填精止遗。用于肾阳不足，命门火衰，腰膝酸冷，精神不振，怯寒畏冷，阳痿遗精，大便溏薄，尿频而清。

【用法与用量】

丸剂：口服。一次1丸，一日3次。

胶囊：口服。一次4粒，一日3次。

【注意事项】

1．服用前应除去蜡皮、塑料球壳。

2．本品可嚼服，也可分份吞服。

【规格】

丸剂：每丸重 9g。

胶囊：每粒重 0.45g。

【贮藏】密封。

苁蓉益肾颗粒

【处方】五味子（酒制）、肉苁蓉（酒制）、茯苓、菟丝子（酒炒）、车前子、巴戟天。

【功能与主治】滋阴补气，填精益髓。用于肾气不足，腰膝疼痛，记忆衰退，头晕耳鸣，四肢无力。

【用法与用量】口服。一次 1 袋，一日 2 次。

【规格】每袋装 2g。

【贮藏】密封。

桂附地黄丸（胶囊、颗粒、片）

【处方】肉桂、制附子、熟地黄、酒萸肉、牡丹皮、山药、茯苓、泽泻。

【功能与主治】温补肾阳。用于肾阳不足，腰膝酸冷，肢体浮肿，小便不利或反多，痰饮喘咳，消渴。

【用法与用量】

丸剂：口服。一次 1 丸，一日 2 次。

胶囊：口服。一次 7 粒，一日 2 次。

颗粒剂：冲服。一次 5g，一日 2 次。

片剂：口服。一次 4 ~ 6 片，一日 2 次。

【注意事项】

1. 忌不易消化食物。

2. 治疗期间，宜节制房事。

3. 感冒发热患者不宜服用。

4. 阴虚内热者不适用。

【规格】

丸剂：大蜜丸，每丸重9g。

胶囊：每粒装0.34g。

颗粒剂：每袋装5g。

片剂：每片重0.4g（相当于总药材1g）。

【贮藏】 密封，置阴凉处。

【药理毒理】 本品具有抗缺氧、保护心肌缺氧、耐疲劳、对抗环磷酰胺作用、促进肾上腺皮质激素合成、保护听功能等作用。

· **抗缺氧** 桂附地黄口服液对试验用昆明小鼠有明显的抗缺氧作用，对试验小鼠心肌缺氧有明显保护作用[1]。

· **对心肌耗氧量的影响** 桂附地黄口服液对心肌缺氧有保护作用，而丸剂作用不明显[1]。

· **耐疲劳** 丸剂组和口服液组均能提高游泳试验中昆明种试验小鼠存活率50%以上[1]。

· **对环磷酰胺作用的影响** 桂附地黄口服液对昆明种小鼠环磷酰胺引起的白、红细胞数下降及肾上腺、脾脏萎缩均有一定的保护作用，但对胸腺的作用不明显[1]。

· **对肾上腺皮质功能的影响** 试验显示本药能促进大鼠肾上腺皮质激素的合成[1]。

· **保护听功能** 金匮肾气丸不仅可以保护听功能和减轻耳蜗

听毛细胞损害，还可以保护肾功能和减轻肾小管细胞损害[2]。

·**毒性试验**　在试验中以 1.25g/ml 的桂附地黄口服液灌胃，2ml/ 只，4h 一次，共两次，一日剂量相当于 125g/kg，观察一周，动物无一死亡。大鼠连续给药 3 个月，一般状态、体重、进食量、主要脏器的组织学观察，均未见异常[1]。

【参考文献】

[1] 蒋珠芬，邓筱安，田军，等 . 桂附地黄口服液的药理作用 [J]. 中成药，1991，（11）：47.

[2] 王东方，干祖望 . 金匮肾气丸对庆大霉素肾和耳损害保护作用组织病理学研究 [J]. 南京中医药大学学报，1998，14（5）：278-279.

附二

治疗感音神经性聋的常用中成药简表

证型	药物名称	功能	主治病证	用法用量	备注
风邪外犯证	防风通圣丸（颗粒）	解表通里，清热解毒。	用于外寒内热，表里俱实，恶寒壮热，头痛咽干，小便短赤，大便秘结，瘰疬初起，风疹湿疮。	丸剂：口服。规格（1）大蜜丸，一次 1 丸；规格（2）浓缩丸，一次 8 丸；规格（3）水丸，一次 6g，一日 2 次。颗粒剂：开水冲服。一次 1 袋，一日 2 次。	丸剂：基药，医保，药典 颗粒剂：基药，医保
	川芎茶调丸（散、颗粒、片）	疏风止痛。	用于外感风邪所致的头痛，或有恶寒、发热、鼻塞。	丸剂：饭后清茶冲服。规格（1）水丸，一次 3～6g，一日 2 次；规格（2）浓缩丸，一次 8 丸，一日 3 次。散剂：饭后清茶送服。规格（1）、（2）一次 3～6g，一日 2 次。	丸剂：基药，医保，药典 散剂：医保，药典 颗粒剂：基药，医保 片剂：基药，医保

续表

证型	药物名称	功能	主治病证	用法用量	备注
风邪外犯证				颗粒剂：饭后用温开水或浓茶冲服。规格（1）、（2）一次1袋（一日2次；儿童酌减。片剂：饭后清茶送服。一次4～6片，一日3次。	
	小柴胡颗粒（片）	解表散热，疏肝和胃。	用于外感病，邪犯少阳证，症见寒热往来，胸胁苦满，食欲不振，心烦喜呕，口苦咽干。	颗粒剂：开水冲服。规格（1）、（2）、（3）一次1～2袋，一日3次。片剂：口服。一次4～6片，一日3次。	颗粒剂：医保，药典片剂：医保，药典
	黄连上清丸（颗粒、胶囊、片）	散风清热，泻火止痛。	用于风热上攻、肺胃热盛所致的头晕目眩、暴发火眼、牙齿疼痛、口舌生疮、咽喉肿痛、耳痛耳鸣、大便秘结、小便短赤。	丸剂：口服。规格（1）大蜜丸，一次1～2丸；规格（2）水蜜丸、规格（3）水丸，一次3～6g，一日2次。颗粒剂：口服。一次2g，一日2次。胶囊：口服。规格（1）一次4粒，规格（2）一次2粒，一日2次。片剂：口服。规格（1）、（2）一次6片，一日2次。	丸剂：基药，医保，药典颗粒剂：基药，医保胶囊：基药，医保片剂：基药，医保，药典
	牛黄上清丸（胶囊、片）	清热泻火，散风止痛。	用于热毒内盛、风火上攻所致的头痛眩晕、目赤耳鸣、咽喉肿痛、口舌生疮、牙龈肿痛、大便燥结。	丸剂：口服。规格（1）大蜜丸，一次1丸；规格（2）水丸，一次3g；规格（3）水蜜丸，一次4g，一日2次。胶囊：口服。一次3粒，一日2次。片剂：口服。规格（1）、（2）、（3）一次4片，一日2次。	丸剂：基药，医保，药典胶囊：基药，医保，药典片剂：基药，医保，药典

51

证型	药物名称	功能	主治病证	用法用量	备注
肝火上扰证	龙胆泻肝丸（颗粒、胶囊）	清肝胆，利湿热。	用于肝胆湿热，头晕目赤，耳鸣耳聋，胁痛口苦，尿赤，湿热带下。	丸剂：口服。规格（1）水丸，一次3~6g；规格（2）浓缩丸，一次8丸；规格（3）大蜜丸，一次1~2丸，一日2次。颗粒剂：开水冲服。一次1~2袋，一日2次。胶囊：口服。一次4粒，一日3次。	丸剂：医保，药典颗粒剂：医保胶囊：医保
	当归龙荟丸	泻火通便。	用于肝胆火旺，心烦不宁，头晕目眩，耳鸣耳聋，胁肋疼痛，脘腹胀痛，大便秘结。	口服。一次6g，一日2次。	医保，药典
	通窍耳聋丸	清肝泻火，通窍润便。	用于肝经热盛，头目眩晕，耳聋蝉鸣，耳底肿痛，目赤口苦，胸膈满闷，大便燥结。	口服。一次6g，一日2次。	基药，医保
	耳聋丸	清肝泻火，利湿通窍。	用于肝胆湿热所致的头晕头痛、耳鸣耳聋、耳内流脓。	口服。规格（1）小蜜丸，一次7g；规格（2）大蜜丸，一次1丸，一日2次。	医保，药典
	天麻钩藤颗粒	平肝熄风，清热安神。	用于肝阳上亢所致的头痛、眩晕、耳鸣、眼花、震颤、失眠；高血压见上述证候者。	开水冲服。规格（1）、（2）一次1袋，一日3次；或遵医嘱。	医保
	加味逍遥丸（口服液）	舒肝清热，健脾养血。	用于肝郁血虚、肝脾不和所致的两胁胀痛、心烦易怒、头晕目眩、倦怠食少、月经不调、脐腹胀痛等。	丸剂：口服。一次6g，一日2次。口服液：口服。一次1支，一日2次。	丸剂：医保，药典口服液：药典

证型	药物名称	功能	主治病证	用法用量	备注
痰火郁结证	清气化痰丸	清肺化痰。	用于痰热阻肺所致的咳嗽痰多、痰黄稠黏、胸腹满闷。	口服。一次6～9g，一日2次；小儿酌减。	医保，药典
	清肺化痰丸	降气化痰，止咳平喘。	用于肺热咳嗽，痰多作喘，痰涎壅盛，肺气不畅。	口服。规格（1）一次6g，规格（2）一次1丸，一日2次。	
	橘红丸（颗粒、胶囊、片）	清肺，化痰，止咳。	用于痰热咳嗽，痰多，色黄黏稠，胸闷口干。	丸剂：口服。规格（1）大蜜丸，一次4丸；规格（2）大蜜丸，一次2丸；规格（3）水蜜丸，一次7.2g，一日2次。颗粒剂：开水冲服。一次1袋，一日2次。胶囊：口服。一次5粒，一日2次。片剂：口服。规格（1）、（2）一次6片，一日2次。	丸剂：基药，医保，药典颗粒剂：基药，医保，药典胶囊：基药，药典，医保片剂：基药，医保
	礞石滚痰丸	逐痰降火。	用于痰火扰心所致的癫狂惊悸，或咳喘痰稠，大便秘结。	口服。一次6～12g，一日1次。	基药，医保
气滞血瘀证	丹七片	活血化瘀。	用于血瘀气滞，心胸痹痛。眩晕头痛，经期腹痛。	片剂：口服。一次3～5片，一日3次。	
	复方丹参片（颗粒、胶囊、滴丸）	活血化瘀，理气止痛。	用于气滞血瘀所致的胸痹，症见胸闷、心前区刺痛；冠心病心绞痛见上述证候者。	片剂：口服。规格（1）、（3）一次3片，规格（2）一次1片，一日3次。颗粒剂：口服。一次1袋，一日3次。胶囊：口服。一次3粒，一日3次。滴丸：吞服或舌下含服。规格（1）、（2）一次10丸，一日3次，28天为一个疗程；或遵医嘱。	片剂：基药，药典颗粒剂：基药，药典胶囊：基药滴丸：基药，药典

证型	药物名称	功能	主治病证	用法用量	备注
气滞血瘀证	银杏叶胶囊（片、滴丸）	活血化瘀，通脉疏络。	用于瘀血阻络引起的胸痹心痛、中风、半身不遂、舌强语謇；冠心病稳定型心绞痛、脑梗死见上述证候者。	胶囊：口服。规格（1）一次2粒，规格（2）一次1粒，一日3次；或遵医嘱。片剂：口服。规格（1）一次2片，规格（2）一次1片，一日3次；或遵医嘱。滴丸：口服。规格（1）、（2）一次5丸，一日3次；或遵医嘱。	胶囊：基药，药典片剂：基药，药典滴丸：基药，药典
	愈风宁心片（胶囊）	解痉止痛，增强脑及冠脉血流量。	用于高血压头晕、头痛，颈项疼痛，冠心病，心绞痛，神经性头痛，早期突发性耳聋等症。	片剂：口服。一次5片，一日3次；或遵医嘱。胶囊：口服。一次4粒，一日3次。	片剂：药典胶囊：药典
气血亏虚证	归脾丸（合剂）	益气健脾，养血安神。	用于心脾两虚，气短心悸，失眠多梦，头昏头晕，肢倦乏力，食欲不振，崩漏便血。	丸剂：用温开水或生姜汤送服。规格（1）大蜜丸，一次1丸；规格（2）浓缩丸，一次8～10丸；规格（3）水蜜丸，一次6g；规格（4）、（5）、（6）小蜜丸，一次9g，一日3次。合剂：口服。规格（1）、（2）一次10～20ml，一日3次，用时摇匀。	丸剂：基药，医保，药典合剂：基药，医保
	益气聪明丸	益气升阳，聪耳明目。	用于视物昏花，耳聋耳鸣等症。	温开水送服。一次9g，一日1次。	

证型	药物名称	功能	主治病证	用法用量	备注
气血亏虚证	八珍丸（颗粒、胶囊）	补气益血。	用于气血两虚，面色萎黄，食欲不振，四肢乏力，月经过多。	丸剂：口服。规格（1）大蜜丸，一次1丸，一日2次；规格（2）、（4）浓缩丸，一次8丸，一日3次；规格（3）水蜜丸，一次6g，一日2次。颗粒剂：开水冲服。规格（1）、（2）一次1袋，一日2次。胶囊：口服。一次3粒，一日2次。	丸剂：基药，医保，药典颗粒剂：基药，医保，药典胶囊：基药，医保
	补中益气丸（颗粒、口服液）	补中益气，升阳举陷。	用于脾胃虚弱、中气下陷所致的泄泻、脱肛、阴挺，症见体倦乏力、食少腹胀、便溏久泻、肛门下坠或脱肛、子宫脱垂。	丸剂：口服。规格（1）大蜜丸，一次1丸，一日2～3次；规格（2）浓缩丸，一次8～10丸，一日3次；规格（3）水丸，一次6g，一日2～3次。颗粒剂：口服。一次3g，一日2～3次。口服液：口服。一次10ml，一日2～3次。	丸剂：基药，医保，药典颗粒剂：基药，医保
	十全大补丸	温补气血。	用于气血两虚，面色苍白，气短心悸，头晕自汗，体倦乏力，四肢不温，月经量多。	口服。规格（1）水丸，一次6g；规格（2）大蜜丸，一次1丸，一日2～3次。	药典
	复方阿胶浆	补气养血。	用于气血两虚，头晕目眩，心悸失眠，食欲不振及白细胞减少症和贫血。	口服。一次20ml，一日3次。	医保

证型	药物名称	功能	主治病证	用法用量	备注
肾精亏损证	六味地黄丸（颗粒、胶囊、软胶囊）	滋阴补肾。	用于肾阴亏损，头晕耳鸣，腰膝酸软，骨蒸潮热，遗精盗汗，消渴。	丸剂：口服。规格（1）大蜜丸，一次1丸，一日2次；规格（2）浓缩丸，一次8丸，一日3次；规格（3）水蜜丸，一次6g，一日2次；规格（4）、（5）、（6）小蜜丸，一次9g，一日2次。颗粒剂：开水冲服。一次5g，一日2次。胶囊：口服。规格（1）一次1粒，规格（2）一次2粒，一日2次。软胶囊：口服。一次3粒，一日2次。	丸剂：基药，医保，药典颗粒剂：基药，药典胶囊：基药，药典软胶囊：药典
	耳聋左慈丸	滋肾平肝。	用于肝肾阴虚，耳鸣耳聋，头晕目眩。	口服。规格（1）大蜜丸，一次1丸，一日2次；规格（2）浓缩丸，一次8丸，一日3次；规格（3）水蜜丸，一次6g，一日2次。	基药，医保，药典
	左归丸	滋阴补肾，填精益髓。	用于真阴不足，腰酸膝软，盗汗，神疲口燥。	口服。一次9g，一日2次。	医保
	杞菊地黄丸（胶囊、片、口服液）	滋肾养肝。	用于肝肾阴亏，眩晕耳鸣，羞明畏光，迎风流泪，视物昏花。	丸剂：口服。规格（1）大蜜丸，一次1丸，一日2次；规格（2）浓缩丸，一次8丸，一日3次；规格（3）水蜜丸，一次6g，一日2次；规格（4）、（6）小蜜丸，一次9g，一日2次；规格（5）小蜜丸，一次6g，一日2次。胶囊：口服。一次5～6粒，一日3次。片剂：口服。一次3～4片，一日3次。口服液：口服。一次1支，一日2次。	丸剂：基药，医保，药典胶囊：基药，医保片剂：基药，医保，药典

证型	药物名称	功能	主治病证	用法用量	备注
肾精亏损证	归芍地黄丸	滋肝肾,补阴血,清虚热。	用于肝肾两亏,阴虚血少,头晕目眩,耳鸣咽干,午后潮热,腰腿酸痛,足跟疼痛。	口服。一次1丸,一日2~3次。	药典
	首乌丸	补肝肾,强筋骨,乌须发。	用于肝肾两虚头晕目花、耳鸣、腰酸肢麻、须发早白;亦用于高脂血症。	口服。一次6g,一日2次。	药典
	天麻首乌片	滋阴补肾,养血熄风。	用于肝肾阴虚所致的头晕目眩、头痛耳鸣、口苦咽干、腰膝酸软、脱发、白发;脑动脉硬化、早期高血压、血管神经性头痛、脂溢性脱发见上述证候者。	口服。一次6片,一日3次。	药典
	磁朱丸	镇心,安神,明目。	用于心肾阴虚,心阳偏亢,心悸失眠,耳鸣耳聋,视物昏花。	口服。一次3g,一日2次。	
	补肾益脑丸(胶囊、片)	补肾益气,养血生精。	用于气血两虚,肾虚精亏,心悸气短,失眠健忘,遗精盗汗,腰腿酸软,耳鸣耳聋。	丸剂:口服。一次8~12粒,一日2次。胶囊:口服。一次4~6粒,一日2次。片剂:口服。一次4~6片,一日2次。	丸剂:医保胶囊:医保片剂:医保,药典
	知柏地黄丸	滋阴降火。	用于阴虚火旺,潮热盗汗,口干咽痛,耳鸣遗精,小便短赤。	口服。规格(1)大蜜丸,一次1丸,一日2次;规格(2)(6)浓缩丸,一次8丸,一日3次;规格(3)(5)水蜜丸,一次6g,一日2次;规格(4)小蜜丸,一次9g,一日2次。	基药,医保,药典

续表

证型	药物名称	功能	主治病证	用法用量	备注
肾精亏损证	右归丸（胶囊）	温补肾阳，填精止遗。	用于肾阳不足，命门火衰，腰膝酸冷，精神不振，怯寒畏冷，阳痿遗精，大便溏薄，尿频而清。	丸剂：口服。一次1丸，一日3次。 胶囊：口服。一次4粒，一日3次。	丸剂：医保，药典 胶囊：医保
	苁蓉益肾颗粒	滋阴补气，填精益髓。	用于肾气不足，腰膝酸痛，记忆衰退，头晕耳鸣，四肢无力。	口服。一次1袋，一日2次。	医保
	桂附地黄丸（胶囊、颗粒、片）	温补肾阳。	用于肾阳不足，腰膝酸冷，肢体浮肿，小便不利或反多，痰饮喘咳，消渴。	丸剂：口服。一次1丸，一日2次。 胶囊：口服。一次7粒，一日2次。 颗粒剂：冲服。一次5g，一日2次。 片剂：口服。一次4～6片，一日2次。	丸剂：医保，药典 胶囊：医保 颗粒剂：医保 片剂：医保

变应性鼻炎

变应性鼻炎（allergic rhinitis）又称过敏性鼻炎，是发生在鼻腔黏膜的变态反应性疾病，在普通人群的患病率为 10% ～ 40%，以鼻痒、喷嚏、鼻分泌物亢进、鼻黏膜肿胀等为主要特点。变应性鼻炎分为常年性变应性鼻炎和季节性变应性鼻炎，后者又称"花粉症"。变应性鼻炎的发病与遗传及环境密切相关，可发生于任何年龄。

本病发病机制属 I 型变态反应，为机体接触变应原后，产生特异性 IgE，附着于肥大细胞、嗜碱性粒细胞的细胞膜上，使鼻黏膜致敏。当相同的变应原再次进入机体时，变应原即与介质细胞膜表面的 IgE 发生桥连，并激发细胞膜产生一系列生化反应，导致以组胺为主的多种介质的释放。这些介质通过其在鼻黏膜血管、腺体、神经末梢上的受体，引起鼻黏膜明显的组织反应。

常年性变应性鼻炎根据常年发作的特点，以及出现鼻痒、喷嚏、流清涕、鼻塞、鼻黏膜苍白水肿等症状即可明确诊断。季节性变应性鼻炎的发病具有典型的地区性和季节性。鼻分泌物涂片检查及其分泌物中的细胞，如嗜酸性粒细胞、嗜碱性粒细胞等均有助于诊断。

鼻镜检查：常年性鼻炎的鼻黏膜可为苍白、充血或浅蓝色。季节性鼻炎患者在花粉播散期时鼻黏膜呈明显水肿。这些变化以下鼻甲最为明显。

查找致敏变应原：常年性变应性鼻炎与季节性变应性鼻炎的变应原不同。常年性变应性鼻炎应做特异性皮肤试验、鼻黏膜激发试验、体外特异性 IgE 检测。季节性鼻炎者应以花粉浸液做特异性皮肤试验。

变应性鼻炎的治疗分特异性治疗和非特异性治疗两大类：前者主要指免疫治疗，后者主要指药物治疗（糖皮质激素、抗组胺药、肥大细胞稳定剂、减充血药、抗胆碱药等）和手术治疗（如筛前神经切断、翼管神经切断术等）。应根据症状类型和病理生理学过程选择不同药物，有时需要联合用药。目前药物治疗是过敏性鼻炎的首选方法。

中医称本病为"鼻鼽"，或名"鼽嚏"、"鼽鼻"、"鼽水"等。多由于脏腑虚损，正气不足，腠理疏松，卫表不固，风寒之邪或异气侵袭而导致的过敏性疾病。

一、中医病因病机分析及常见证型

中医学认为，过敏性鼻炎是由于脏腑虚损，正气不足，腠理疏松，卫表不固，风寒之邪或异气侵袭而致。脏腑虚损中，以肺、脾、肾密切相关。肺主宣发，外合皮毛，若肺气虚弱，卫外不固，腠理疏松，风寒之邪乘虚而入，肺受寒邪，肺气失宣，则鼻窍不利，引发本病；脾肺二脏，在生理上脾对肺有滋养作用，在病理上则互相影响，若饮食不节，饥饱失常，或情志不和，忧思伤脾，或劳倦过度，伤及脾气，日久而致脾气虚弱，脾虚损及肺气，致肺气不足，肺失宣降，津液停聚，寒湿久凝鼻部而致发病；肾主水藏精纳气，为气之根，又主命门之火，肾中精气充盛，肺得温养；肺司呼吸之功能，须依靠肾之纳气来协助；若肾气虚衰，摄纳无权，则肺失温养，风寒之邪得以内侵亦可发病；此外肺经素有郁热，肃降失职，邪热上犯鼻窍，亦可发为鼻鼽。

由于脏腑损伤不同，将过敏性鼻炎分为肺气虚寒证、脾气虚弱证、肾阳不足证、肺经伏热证四型。

二、辨证选择中成药

1. 肺气虚寒证

【临床表现】鼻塞，鼻痒，喷嚏频频，清涕如水，嗅觉减退，畏风怕冷，自汗，气短懒言，语声低怯，面色苍白，或咳嗽痰稀；舌质淡，苔薄白，脉虚弱。检查见下鼻甲肿大光滑，鼻黏膜淡白或灰白，鼻道可见水样分泌物。

【辨证要点】畏风怕冷，面色苍白；舌质淡，苔薄白，脉虚弱。

【病机简析】肺气虚寒，卫表不固，风寒乘虚而入，邪正相争，则喷嚏频频；肺失清肃，气不摄津，津液外溢，则清涕如水；水湿停聚鼻窍，则鼻塞、鼻甲肿大、鼻黏膜淡白；肺气虚弱，精微无以输布，则气短懒言，语声低怯；肺卫不固，腠理疏松，故畏风怕冷，自汗；因风寒束肺，肺气不宣，则咳嗽痰稀；面色苍白，舌质淡，苔薄白，脉虚弱为气虚之证。

【治法】温肺散寒，益气固表。

【辨证选药】可选用辛芩颗粒（片、胶囊）、胆香鼻炎片、通宣理肺丸（颗粒、胶囊、片、口服液、膏）、小青龙颗粒（胶囊、口服液、合剂）、小柴胡颗粒（片）、藿香正气水（口服液、软胶囊、胶囊、颗粒、丸、片、滴丸）、鼻通宁滴剂等。

此类中成药常选用细辛、荆芥、防风疏风散寒；麻黄、桂枝、干姜解表；黄芪、白术、炙甘草补肺气，以达到散寒益气固表的作用。

2. 脾气虚弱证

【临床表现】鼻塞，鼻痒，清涕连连，喷嚏突发，面色萎黄无华，消瘦，食少纳呆，腹胀便溏，四肢倦怠乏力，少气懒言；舌淡胖，边有齿痕，苔薄白，脉弱无力。检查见下鼻甲肿大光滑，黏膜淡白，或灰白，有水样分泌物。

【辨证要点】四肢倦怠，少气懒言；舌质淡或淡胖，舌边或有齿印，苔薄白，脉弱。

【病机简析】脾气虚弱，水湿不运，停聚鼻窍，故鼻塞，清涕连连，下甲肿大，黏膜淡白；脾气虚弱，化生不足，鼻窍失养，风寒、异气乘虚而袭，正气格邪外出，则鼻痒，喷嚏突发；脾胃虚弱，受纳、腐熟、输布之功能失职，则食少纳呆，腹胀便溏；四肢倦怠乏力，少气懒言，舌淡胖，边有齿痕，苔薄白，脉弱均为气虚之证。

【治法】益气健脾，升阳通窍。

【辨证选药】可选用补中益气丸（颗粒、口服液）、参苓白术散（丸、颗粒、胶囊、口服液）、玉屏风颗粒（口服液、胶囊）等。

此类中成药常选用人参、黄芪、白术、炙甘草扶正健脾，益气固表；升麻、柴胡升举中阳，从而达到益气健脾，升阳通窍的作用。

3. 肾阳不足证

【临床表现】鼻塞，鼻痒，喷嚏频频，清涕长流，面色苍白，形寒肢冷，腰膝酸软，神疲倦怠，小便清长，或见遗精早泄；舌质淡，苔白，脉沉细无力。检查见下鼻甲肿大光滑，黏膜淡白，鼻道有水样分泌物。

【辨证要点】形寒肢冷，腰膝酸软，面色淡白，小便清长，夜尿多；舌质淡，苔白，脉沉细无力。

【病机简析】肾阳不足，气化失职，寒水上犯鼻窍，故鼻塞、清涕长流、下甲肿大、黏膜淡白；肾阳不足，温煦失职，外邪及异气易从鼻窍、皮肤肌表入侵，正邪相争，则鼻痒、喷嚏频频；面色苍白，形寒肢冷，腰膝酸软，神疲倦怠，小便清长，遗精早泄，舌质淡，苔白，脉沉细无力均为肾阳虚之证。

【治法】温补肾阳，固肾纳气。

【辨证选药】可选用金匮肾气丸（片）、附子理中丸（片、口服液）、右归丸（胶囊）等。

此类中成药中常用熟地、山药、山茱萸滋补肝肾；附子、桂枝温补肾阳，以达温补肾阳，固肾纳气之用。

4. 肺经伏热证

【临床表现】鼻塞，鼻痒，喷嚏频作，鼻流清涕，常在闷热天气发作。全身或见咳嗽，咽痒，口干烦热；舌质红，苔白或黄，脉数。检查见鼻黏膜色红或暗红，鼻甲肿胀。

【辨证要点】口干烦热；舌质红，苔白或黄，脉数。

【病机简析】肺经素有郁热，肃降失职，邪热上犯鼻窍，故鼻塞，鼻痒，喷嚏频作，鼻流清涕；肺热上炎，故咳嗽咽痒；邪热煎熬津液，故口干烦热；舌质红，苔白或黄，脉数俱为内热之证。

【治法】清宣肺气，通利鼻窍。

【辨证选药】可选用辛夷鼻炎丸、苍耳子鼻炎胶囊（滴丸）、康乐鼻炎片、通窍鼻炎片（胶囊、颗粒）、香菊胶囊（片、颗粒）、辛芳鼻炎胶囊、鼻舒适片、藿胆丸（片、滴丸）、鼻炎康片、藿胆鼻炎胶囊、千柏鼻炎片（胶囊）、防芷鼻炎片、苍鹅鼻炎片、鼻炎宁颗粒（胶囊）、复方鼻炎膏、鼻舒康喷剂、鼻舒宁喷剂、滴通鼻炎水等。

此类中成药常选用黄芩、栀子、石膏、知母、桑白皮清肺热，辛夷花、苍耳子、薄荷、藿香通利鼻窍，共收清宣肺气，通利鼻窍之功。

三、用药注意

临床选药必须以辨证论治的思想为指导，针对不同证型，选择与其相对证的药物，才能收到较为满意的疗效。另外，患者应注意环境卫生，避免或减少粉尘、花粉的刺激；有过敏史者，应避免接触或服用易引起机体过敏反应之食物、药物，如鱼虾、海鲜、羽毛、兽毛、蚕丝等。加强锻炼身体，增强体质。还需避风寒，防感冒。过敏性鼻炎实证者不宜在服药期间同时服用滋补性中成药。如正在服用其他药品，应当告知医师或药师。药品贮藏宜得当，存于阴凉干燥处，药品性状发生改变时禁止服用。药品必须妥善保管，放在儿童不能接触的地方，以防发生意外。儿童若需用药，务请咨询医师，必须在成人的监护下使用，并严格按照用法用量服用。对于具体药品的饮食禁忌、配伍禁忌、妊娠禁忌、证候禁忌、病证禁忌、特殊体质禁忌、特殊人群禁忌等，各药品具体内容中均有详细介绍，用药前务必仔细阅读。

附一

常用治疗变应性鼻炎的中成药药品介绍

（一）肺气虚寒证常用中成药品种

辛芩颗粒（片、胶囊）

【处方】细辛、黄芩、荆芥、防风、白芷、苍耳子、黄芪、白术、桂枝、石菖蒲。

【功能与主治】益气固表，祛风通窍。用于肺气不足、风邪外袭所致的鼻痒、喷嚏、流清涕，易感冒；过敏性鼻炎见上述证候者。

【用法与用量】

颗粒剂：开水冲服。规格（1）、（2）一次1袋，一日3次。20日为一疗程。

片剂：口服。一次3片，一日3次。20日为一疗程。

胶囊：口服。一次4粒，一日3次。20日为一疗程。

【禁忌】孕妇、婴幼儿及肾功能不全者禁用。

【注意事项】儿童及老年人慎用。

【规格】

颗粒剂：每袋装（1）5g，（2）20g。

片剂：每片重0.8g。

胶囊：每粒装0.5g。

【贮藏】密封。

【药理毒理】本品对过敏性介质组织胺有明显的对抗作用。

豚鼠灌服辛芩颗粒一次后 1.5h 用 2% 组织胺溶液超声雾化法引喘 30s，记录动物呼吸困难和窒息抽搐出现的潜伏时间，结果证明按 3.203g 生药/kg 药量灌胃即对组织胺性哮喘有抑制作用。豚鼠口服辛芩颗粒 3d 后，背部皮内注射 1% 组织胺溶液 0.1ml/点，两点/只，立即尾静脉注射 1% 伊文思蓝 0.5ml/100g，15min 后放血处死动物，测定背部注射点染料渗出量，结果证明 1.602g 生药/kg 对组织胺性色素渗出亦有抑制作用。本实验说明辛芩颗粒对过敏性介质组织胺有确定的对抗作用[1]。

【临床报道】 临床运用辛芩颗粒治疗变应性鼻炎，治疗组 90 例口服辛芩颗粒，对照组 66 例口服鼻炎康片。对患者治疗前后喷嚏、流涕、鼻塞和鼻痒严重程度进行评分，根据积分改善率判断疗效。结果表明观察组临床控制 31 例（34.44%），显效 40 例（44.44%），有效 12 例（13.33%），无效 7 例（7.78%），总有效率为 92.22%；对照组临床控制 10 例（15.15%），显效 12 例（18.18%），有效 15 例（22.73%），无效 29 例（43.94%），总有效率为 56.06%。两组治疗后总有效率和症状积分均有显著差异（$P <$ 0.05）[2]。

【参考文献】

[1] 谢琴，俞仲毅，华晓东，等. 辛芩颗粒药效学研究 [J]. 时珍国医国药，2001，12（5）：402-403.

[2] 董韶昱，时淑华. 辛芩颗粒治疗变应性鼻炎疗效分析 [J]. 新乡医学院学报，2005，22（6）：603-605.

胆香鼻炎片

【处方】 猪胆汁膏、广藿香、白芷、苍耳子、鹅不食草、荆芥、金银花、野菊花、薄荷脑。

【功能与主治】消炎清热，祛风散寒，通窍止痛。用于慢性单纯性鼻炎、过敏性鼻炎、急慢性鼻炎、副鼻窦炎。

【用法与用量】口服。一次4片，一日3次。

【规格】每片重0.3g。

【贮藏】密封。

通宣理肺丸（颗粒、胶囊、片、口服液、膏）

【处方】紫苏叶、前胡、桔梗、苦杏仁、麻黄、甘草、陈皮、半夏（制）、茯苓、枳壳（炒）、黄芩。

【功能与主治】解表散寒，宣肺止嗽。用于风寒束表、肺气不宣所致的感冒咳嗽，症见发热、恶寒、咳嗽、鼻塞流涕、头痛、无汗、肢体酸痛。

【用法与用量】

丸剂：口服。规格（1）大蜜丸，一次2丸；规格（2）水蜜丸，一次7g；规格（3）浓缩丸，一次8～10丸，一日2～3次。

颗粒剂：开水冲服。规格（1）、（2）一次1袋，一日2次。

胶囊：口服。一次2粒，一日2～3次。

片剂：口服。一次4片，一日2～3次。

口服液：口服。一次20ml，一日2～3次。

膏剂：口服。一次15g，一日2次。

【禁忌】孕妇禁用。对本品过敏者禁用。

【注意事项】

1．忌烟、酒及辛辣、生冷、油腻食物。

2．风热或痰热咳嗽、阴虚干咳者不适用。

3．支气管扩张、肺脓疡、肺心病、肺结核患者出现咳嗽时应去医院就诊。

4．高血压、心脏病患者慎用。有肝病、糖尿病、肾病等慢性病严重者应在医师指导下服用。

5．服药期间，若患者发热体温超过 38.5℃，或出现喘促气急者，或咳嗽加重、痰量明显增多者应去医院就诊。

6．过敏体质者慎用。

【规格】

丸剂：（1）每丸重 6g，（2）每 100 丸重 10g，（3）每 8 丸相当于原药材 3g。

颗粒剂：每袋装（1）3g，（2）9g。

胶囊：每粒装 0.36g。

片剂：每片重 0.3g。

口服液：每支装 10ml。

膏剂：每瓶装 60g。

【贮藏】 密封。

【临床报道】 临床对 79 例过敏性鼻炎患者采用组合中成药治疗。A 组药为金匮肾气丸加用藿香正气丸，B 组药为玉屏风颗粒加通宣理肺丸。治疗组（42 例）早晚服用 A 组药，中午服用 B 组药，每 2 周为 1 个疗程。对照组（37 例）应用辛芩颗粒，每次 5g，每日 3 次，同样每 2 周为 1 个疗程。治疗 2 疗程后，治疗组痊愈 25 例（占 59.5%），显效 8 例（占 19.05%），有效 7 例（占 16.67%），无效 2 例（占 4.76%），总有效 40 例（占 95.24%）；对照组痊愈 13 例（占 34.21%），显效 9 例（占 26.32%），有效 12 例（占 31.58%），无效 3 例（占 7.89%），总有效 35 例（占 92.11%）。

治疗组治愈率明显高于对照组[1]。

【参考文献】

[1] 苗连绪，杨建军.组合中成药治疗过敏性鼻炎的疗效观察[J].新疆中医药，2003，21（5）：33-34.

小青龙颗粒（胶囊、口服液、合剂）

【处方】 麻黄、桂枝、白芍、干姜、细辛、炙甘草、法半夏、五味子。

【功能与主治】 解表化饮，止咳平喘。用于风寒水饮，恶寒发热，无汗，喘咳痰稀。

【用法与用量】

颗粒剂：开水冲服。规格（1）、（2）一次1袋，一日3次。

胶囊：口服。一次3～6粒，一日3次。

口服液：口服。一次10ml，一日3次。

合剂：口服。一次10～20ml，一日3次，用时摇匀。

【禁忌】 对本品过敏者禁用。

【注意事项】

1. 忌烟、酒及辛辣、生冷、油腻食物。

2. 内热咳喘及虚喘者不适用。

3. 支气管扩张、肺脓疡、肺心病、肺结核患者出现咳嗽时应去医院就诊。

4. 高血压、心脏病患者慎用。糖尿病患者及有肝病、肾病等慢性病严重者在医师指导下服用。

5. 过敏体质者慎用。

【规格】

颗粒剂：每袋装（1）6g（无蔗糖），（2）13g。

胶囊：每粒装 0.45g。

口服液：每支装 10ml。

合剂：每支装 10ml。

【贮藏】 密封。

【药理毒理】 小青龙汤能够降低嗜酸性粒细胞（EOS）、血清白介素 -4（IL-4）及血清中 IgE 水平，抑制炎性变态反应。

·**降低 EOS、IL-4 及血清中 IgE 水平** 实验通过小青龙汤治疗变应性鼻炎（AR）患者，然后通过对患者治疗前后鼻分泌物 EOS 计数检查以及血清 IL-4 的检查进行分析，结果：治疗后鼻腔分泌物 EOS 数目减少，血清 IL-4 水平降低，说明小青龙汤能改善 AR 患者的免疫状态，对本病起到治疗效果[1]。

·**抑制炎性变态反应** 研究结果显示：模型组豚鼠鼻黏膜炎性细胞明显浸润，组织结构破坏，水肿明显，血清中 IgE 较正常组明显升高（$P < 0.05$）；小青龙汤各剂量组豚鼠鼻黏膜炎性细胞浸润程度明显减轻，组织结构破坏程度和水肿程度减轻，与治疗前相比豚鼠血清中 IgE 较模型组降低（$P < 0.05$），用药后小青龙汤能降低豚鼠血清中 IgE 浓度，且高、中剂量组降低明显（$P < 0.05$），减少程度随着剂量的增加而增加。说明小青龙汤能降低血清中 IgE 水平抑制炎性变态反应，从而达到抗过敏性鼻炎的作用，且其抗炎作用具有剂量依赖性[2]。

【临床报道】 用小青龙汤原方治疗过敏性鼻炎 60 例，比较治疗前后症状和体征，从而进行疗效评估。结果 60 例患者治愈 23 例（占 38.3%），好转 32 例（占 53.3%），无效 5 例（占 8.4%），总有效率为91.6%[3]。

【参考文献】

[1] 陈平，鄢文海．小青龙汤对变应性鼻炎患者鼻腔分泌物嗜酸性粒细胞和血清IL-4的影响 [J]．新中医，2010，42（11）：58-60．

[2] 李家乐，陈宝田．小青龙汤抗过敏性鼻炎的实验研究 [J]．热带医学杂志，2011，11（2）：131-133，140．

[3] 梁锐，韩晓花，常克．小青龙汤治疗过敏性鼻炎的临床探讨 [J]．黑龙江中医药，2010，（2）：10-11．

小柴胡颗粒（片）

【处方】柴胡、姜半夏、黄芩、甘草、生姜、大枣。

【功能与主治】解表散热，疏肝和胃。用于外感病邪犯少阳证，症见寒热往来，胸胁苦满，食欲不振，心烦喜呕，口苦咽干。

【用法与用量】

颗粒剂：开水冲服。规格（1）、（2）、（3）一次1～2袋，一日3次。

片剂：口服。一次4～6片，一日3次。

【注意事项】

1．忌烟、酒及辛辣、生冷、油腻食物。

2．风寒感冒者不适用。

【规格】

颗粒剂：每袋装（1）10g，（2）4g（无蔗糖），（3）2.5g（无蔗糖）。

片剂：每片重0.4g（相当于总药材1.5g）。

【贮藏】密封。

【药理毒理】本品具有抗变态反应、抗炎、抗菌、增强机体免疫功能的作用。

·抗变态反应　实验结果表明，小柴胡汤能显著降低血液 EOS 及鼻分泌物 EOS 阳性率，减少鼻分泌物 IgE 含量[1]。

·抗炎作用　小柴胡汤在直接抑制花生四烯酸游离的同时还诱导脂皮质素或脂皮质素类物质，从而抑制磷脂酶 A_2 的活性，抑制前列腺素、白三烯的产生而发挥抗炎作用[2]。

·增强机体免疫功能　小柴胡汤可直接或间接作用于巨噬细胞，发挥其免疫激活作用，提高机体排除病毒的能力[3]。还能提高小鼠脾脏 / 体重比值，促进小鼠碳粒廓清速率，提高血清溶血素水平以及增强鸡红细胞所致的迟发型过敏反应[2]。小柴胡汤可使血中 $CD3^+$ 单克隆抗体升高，$CD8^+$ 单克隆抗体降低，$CD4^+/CD8^+$ 的比值恢复正常，提高红细胞 C3b 受体花环率及免疫复合物 IC 花环率，增强红细胞黏附能力，提高免疫活性，有效地减少免疫复合物沉积[4]。

【临床报道】临床观察小柴胡汤治疗变应性鼻炎 65 例，治疗结果：治疗组显效 34 例，有效 25 例，无效 6 例，总有效率 90.8%；随访 2 年（59 例），复发 7 例（11.9%）[5]。

【参考文献】

[1] 黄庆山，李静美，刘红玉，等 . 小柴胡汤治疗变应性鼻炎的临床及实验研究 [J]. 中国中西医结合耳鼻咽喉科杂志，1996，4（2）：76-78.

[2] 王春华，张爱丽 . 小柴胡汤的药理研究现状 [J]. 中成药，1997，2（19）：47-48.

[3] 景浩．小柴胡汤治疗变应性鼻炎的实验研究 [J].辽宁中医杂志，2001，28（2）：124-125.

[4] 信学礼．小柴胡汤的实验研究和临床应用 [J].张家口医学院学报，2002，19（3）：67.

[5] 刘洪玉，黄庆山．小柴胡汤治疗变应性鼻炎 65 例临床研究 [J].泰山医学院学报，1998，19（2）：139-141.

藿香正气水（口服液、软胶囊、胶囊、颗粒、丸、片、滴丸）

【处方】 苍术、陈皮、厚朴（姜制）、白芷、茯苓、大腹皮、生半夏、甘草浸膏、广藿香油、紫苏叶油。

【功能与主治】 解表化湿，理气和中。用于外感风寒、内伤湿滞或夏伤暑湿所致的感冒，症见头痛昏重、胸膈痞闷、脘腹胀痛、呕吐泄泻；胃肠型感冒见上述证候者。

【用法与用量】

酊剂：口服。一次 5 ~ 10ml，一日 2 次，用时摇匀。

口服液：口服。一次 5 ~ 10ml，一日 2 次，用时摇匀。

软胶囊：口服。一次 2 ~ 4 粒，一日 2 次。

胶囊：口服。一次 4 粒，一日 2 次；小儿酌减。

颗粒剂：温开水送服。一次 5g，一日 2 次；小儿酌减。

丸剂：口服。一次 8 丸，一日 3 次。

片剂：口服。一次 4 ~ 8 片，一日 2 次。

滴丸：口服。一次 1 ~ 2 袋，一日 2 次。

【禁忌】 对本品过敏者、对酒精过敏者禁用。

【注意事项】

1．忌烟、酒及辛辣、生冷、油腻食物，饮食宜清淡。

2．有高血压、心脏病、肝病、糖尿病、肾病等慢性病严重者，孕妇或正在接受其它治疗的患者，均应在医师指导下服用。

3．藿香正气水含乙醇（酒精）40％～50％，服药后不得驾驶机、车、船，从事高空作业、机械作业及操作精密仪器。

4．严格按用法用量服用，本品不宜长期服用。

5．过敏体质者慎用。

【规格】

酊剂：每瓶装 10ml。

口服液：每支装 10ml。

软胶囊：每粒装 0.45g。

胶囊：每粒装（1）0.25g，（2）0.3g。

颗粒剂：每袋装 5g。

丸剂：每 8 丸相当于原生药 3g。

片剂：每片重 0.3g。

滴丸：每袋装 2.5g。

【贮藏】 密封，置阴凉干燥处。

【药理毒理】 本品具有抗过敏作用。

藿香正气水在体外可抑制大鼠肥大细胞脱颗粒[1]。藿香正气水含药血清也能抑制嗜碱性粒细胞的脱颗粒及 IL-3 所致的组胺释放[2]。

【临床报道】 藿香正气水治疗 I 型变态反应性疾病，治疗组 45 例口服藿香正气水，对照组 40 例用息斯敏治疗。治疗结果：治疗组 45 例，显效 11 例，有效 22 例，无效 12 例，总有效率 73.3%；对照组 40 例，显效 8 例，有效 21 例，无效 11 例，总有效率为 72.5%[3]。

【参考文献】

[1] 余传星，朱玲．藿香正气水阻断肥大细胞脱颗粒的实验研究 [J]. 中医药研究，1994，（4）：60.

[2] Yu Chuanxing, Zhu Ling.Experimental researches on inhibitory effect of Huoxiang Zhengqi Liquid（藿香正气水）on histamine release[J].CJIM，2003，9（4）：276.

[3] 谭峰源．藿香正气水治疗 I 型变态反应性疾病 45 例临床观察 [J]. 中医药研究，1995，（2）：16.

鼻通宁滴剂

【处方】鹅不食草、辛夷。

【功能与主治】通利鼻窍。用于鼻塞不通。

【用法与用量】滴鼻。一次 1～2 滴，一日 2～3 次。

【禁忌】对本品过敏者禁用。

【注意事项】

1．本品为外用滴鼻药，忌滴眼及内服。

2．本品仅用于感冒鼻炎所引起的鼻塞，不可长期应用。

3．过敏体质者慎用。

【规格】每支装 10ml。

【贮藏】密闭，遮光。

（二）脾气虚弱证常用中成药品种

补中益气丸（颗粒、口服液）

【处方】炙黄芪、党参、炙甘草、炒白术、当归、升麻、柴胡、陈皮。

【功能与主治】补中益气，升阳举陷。用于脾胃虚弱、中气下陷所致的泄泻、脱肛、阴挺，症见体倦乏力、食少腹胀、便溏久泻、肛门下坠或脱肛、子宫脱垂。

【用法与用量】

丸剂：口服。规格（1）大蜜丸，一次1丸，一日2～3次；规格（2）浓缩丸，一次8～10丸，一日3次；规格（3）水丸，一次6g，一日2～3次。

颗粒剂：口服。一次3g，一日2～3次。

口服液：口服。一次10～15ml，一日2～3次。

【禁忌】对本品过敏者禁用。

【注意事项】

1．不宜和感冒类药同时服用。

2．高血压患者慎服。

3．服本药时不宜同时服用藜芦或其制剂。

4．本品宜空腹或饭前服为佳，亦可在进食同时服。

5．服药期间出现头痛、头晕、复视等症，或皮疹、面红者，以及血压有上升趋势，应立即停药。

6．过敏体质者慎用。

【规格】

丸剂：（1）每丸重9g，（2）每8丸相当于原生药3g，（3）每袋装6g。

颗粒剂：每袋装3g。

口服液：每支装10ml。

【贮藏】密封，置阴凉处。

【药理毒理】 本品具有抗过敏作用。

补中益气汤能抑制脾虚 AR 豚鼠鼻黏膜嗜酸性粒细胞及肥大细胞的浸润，从而改善鼻部症状[1]。

【参考文献】

[1] 邱宝珊，刘蓬，黄可儿，等．补中益气汤对脾虚型变应性鼻炎的治疗作用 [J]．中药新药与临床药理，2003，14（3）：147-149.

参苓白术散（丸、颗粒、胶囊、口服液）

【处方】 人参、茯苓、白术（炒）、山药、白扁豆（炒）、莲子、薏苡仁（炒）、砂仁、桔梗、甘草。

【功能与主治】 补脾胃，益肺气。用于脾胃虚弱，食少便溏，气短咳嗽，肢倦乏力。

【用法与用量】

散剂：口服。规格（1）、（2）、（3）一次 6～9g，一日 2～3次。

丸剂：口服。一次 6g，一日 3 次。

颗粒剂：口服。一次 6g，一日 3 次。

胶囊：口服。一次 3 粒，一日 3 次。

口服液：口服。一次 10ml，一日 3 次；或遵医嘱。

【禁忌】 对本品过敏者禁用。

【注意事项】

1．忌不易消化食物。

2．感冒发热患者不宜服用。

3．有高血压、心脏病、肝病、糖尿病、肾病等慢性病严重者应在医师指导下服用。

4．过敏体质者慎用。

【规格】

散剂：每袋装（1）3g，（2）6g，（3）9g。

丸剂：每100粒重6g。

颗粒剂：每袋装6g。

胶囊：每粒装0.5g。

口服液：每支装10ml。

【贮藏】 密封，防潮。

【药理毒理】 本品具有抗疲劳作用。

参苓白术丸能延长小鼠负重游泳时间，增加小鼠缺氧耐力，降低小鼠血乳酸的含量，提高肝糖原含量，提高脾、胸腺系数。说明参苓白术丸具有抗运动性疲劳作用。此外，参苓白术丸还能增强免疫功能，提高糖原储备量，有助于提高耐力和运动能力，抵抗疲劳[1]。

【参考文献】

[1] 邓子煜，高建．参苓白术丸抗疲劳作用实验研究[J].中国实验方剂学杂志，2009，15（3）：69-70.

玉屏风颗粒（口服液、胶囊）

【处方】 黄芪、白术（炒）、防风。

【功能与主治】 益气，固表，止汗。用于表虚不固，自汗恶风，面色㿠白，或体虚易感风邪者。

【用法与用量】

颗粒剂：开水冲服。一次1袋，一日3次。

口服液：口服。一次 10ml，一日 3 次。

胶囊：口服。一次 2 粒，一日 3 次。

【禁忌】 对玉屏风颗粒过敏者禁用。

【注意事项】

1．忌油腻食物。

2．宜饭前服用。

3．按照用法用量服用，小儿，孕妇，高血压、糖尿病患者应在医师指导下服用。

4．过敏体质者慎用。

【规格】

颗粒剂：每袋装 5g。

口服液：每支装 10ml。

胶囊：每粒装 0.5g。

【贮藏】 密封。

【药理毒理】 玉屏风颗粒具有抗过敏、抗疲劳、增强免疫、抗病毒等作用。

· **抗过敏作用** 玉屏风颗粒对过敏性鼻炎大鼠能降低 IgE 抗体水平，改善大鼠过敏性鼻炎症状，鼻黏膜的嗜酸性粒细胞增多，鼻黏膜溃疡、腺体增生以及充血水肿等病理学改变得到明显改善，对过敏性鼻炎大鼠和豚鼠具有良好的抗过敏作用[1]。

· **抗疲劳作用** 玉屏风颗粒能延长正常小鼠及利血平脾虚小鼠的常温游泳时间；对限制饮食所致气虚小鼠的高温游泳时间和用放血法造成的气虚小鼠模型的低温游泳时间也有明显的延长作用[2]。

· **增强免疫作用** 玉屏风口服液灌胃对小鼠巨噬细胞吞噬功

能有明显的促进作用，可提高吞噬百分率和吞噬指数，镜下可见巨噬细胞呈现细胞被激活的现象，并能增加小鼠胸腺重量[3-4]。

·**抗病毒作用**　鸡胚试验表明：玉屏风口服液对流行性感冒病毒A毒株15EID50、30EID50感染所致病变均有抑制作用，且能灭活病毒[5]。

·**其他作用**　玉屏风颗粒还有明显提高小鼠网状内皮系统吞噬指数的作用；能抑制毛果芸香碱致大鼠出汗亢进，有止汗、抗应激和提高网状内皮系统吞噬功能的作用[2]。

【临床报道】

1.临床观察玉屏风颗粒防治小儿过敏性鼻炎25例，结果：显效7例，有效14例，无效4例，总有效率为84.0%[6]。

2.临床观察玉屏风胶囊对常年性变应性鼻炎70例治疗后复发率的影响，按照规定的观察指标进行计分和评价，70例患者痊愈50例，好转13例，无效7例，总有效率为90.0%[7]。

【参考文献】

[1] 文洁，朱建梅，李婕，等.玉屏风颗粒治疗过敏性鼻炎的实验研究[J].中成药，2011，33（6）：934-936.

[2] 崔琦珍，杜群，巫燕莉，等.玉屏风颗粒益气固表作用研究[J].中药药理与临床，2008，24（2）：2-4.

[3] 邹莉玲.玉屏风口服液对流感病毒抑制及对机体免疫功能的影响[J].中药材，1990，13（1）：37.

[4] 李淑贞.玉屏风口服液对免疫抑制小鼠免疫功能的调节作用[J].中成药，1992，14（3）：26.

[5] 邹莉玲.玉屏风口服液在鸡胚内对流感病毒的抑制作用[J].江西中医药，1989，（6）：40.

[6] 杨辉．玉屏风颗粒防治小儿过敏性鼻炎 25 例临床观察 [J]．中医儿科杂志，2010，6（2）：23-25.

[7] 赖炜．玉屏风胶囊降低常年性变应性鼻炎治疗后复发率疗效观察 [J]．河南中医，2004，24（5）：77.

（三）肾阳不足证常用中成药品种

金匮肾气丸（片）

【处方】地黄、山茱萸（酒炙）、山药、牡丹皮、泽泻、茯苓、桂枝、附子（炙）、牛膝（去头）、车前子（盐炙）。

【功能与主治】温补肾阳，化气行水。用于肾虚水肿，腰膝酸软，小便不利，畏寒肢冷。

【用法与用量】

丸剂：口服。规格（1）大蜜丸，一次 1 丸；规格（2）水蜜丸，一次 4～5g，一日 2 次。

片剂：口服。一次 4 片，一日 2 次。

【禁忌】孕妇忌服。

【注意事项】

1．阴虚内热者慎服。

2．忌房欲，气恼。

3．忌食生冷食物。

【规格】

丸剂：（1）每丸重 6g，（2）每 100 粒重 20g。

片剂：每片重 0.27g。

【贮藏】密封。

【药理毒理】 金匮肾气丸具有调节机体免疫系统的作用。

金匮肾气丸能下调实验性变应性鼻炎大鼠血清 IL-4 和 IL-5 水平，上调 IFN-r 和 IL-2 水平，研究发现温肾补阳法能下调变应性鼻炎患者血清 IL-4 水平，上调 IFN-r 水平，同时发现可下调变应性鼻炎患者转录因子 GATA-3 水平，上调转录因子 T-bet 水平，故温肾补阳法的作用机制可能是通过上调转录因子 T-bet 的表达水平，促进 Th1 类细胞因子 IFN-r 的分泌，并下调转录因子 GATA-3 表达水平，抑制 Th2 类细胞因子 IL-4 的表达，从而纠正 T-bet 和 GATA-3 表达失衡，进而纠正并恢复 Th1 与 Th2 细胞免疫平衡，从而对变应性鼻炎产生治疗作用[1]。

【参考文献】

[1] 杨占军，阮岩，廖榴业，等.温肾补阳法对变应性鼻炎患者转录因子 T-bet/GATA-3 表达的影响 [J].中医临床研究，2012，4（8）：6-7，10.

附子理中丸（片、口服液）

【处方】 附子（制）、党参、炒白术、干姜、甘草。

【功能与主治】 温中健脾。用于脾胃虚寒，脘腹冷痛，呕吐泄泻，手足不温。

【用法与用量】

丸剂：口服。规格（1）大蜜丸，一次1丸，一日2～3次；规格（2）浓缩丸，一次8～12丸，一日3次；规格（3）水蜜丸，一次6g，一日2～3次。

片剂：口服。一次6～8片，一日1～3次。

口服液：口服。一次10ml，一日2次，7天一疗程；或遵医嘱。

【禁忌】对本品过敏者禁用。

【注意事项】

1．孕妇慎用。

2．不适用于急性肠胃炎，泄泻兼有大便不畅，肛门灼热者。

3．高血压、心脏病、肾病、咳喘、浮肿患者或正在接受其他药物治疗者应在医师指导下服用。

4．本品中有附子，服药后如有血压增高、头痛、心悸等症状，应立即停药，去医院就诊。

5．按照用法用量服用，小儿应在医师指导下服用。

6．过敏体质者慎用。

【规格】

丸剂：（1）每丸重9g，（2）每8丸相当于原生药3g，（3）每袋装6g。

片剂：每片重0.25g。

口服液：每支装10ml。

【贮藏】密封。

【临床报道】临床选用附子理中丸治疗季节性过敏性鼻炎10例，结果显效5例，有效3例，无效2例，总有效率80%[1]。

【参考文献】

[1] 毛海龙，于波，苑敏，等．附子理中丸治疗季节性过敏性鼻炎10例报告 [J].吉林大学学报（医学版），2012，38（2）：220.

右归丸（胶囊）

【处方】熟地黄、附子（炮附片）、肉桂、山药、山茱萸（酒炙）、菟丝子、鹿角胶、枸杞子、当归、杜仲（盐炒）。

【功能与主治】温补肾阳，填精止遗。用于肾阳不足，命门火衰，腰膝酸冷，精神不振，怯寒畏冷，阳痿遗精，大便溏薄，尿频而清。

【用法与用量】

丸剂：口服。一次1丸，一日3次。

胶囊：口服。一次4粒，一日3次。

【注意事项】右归丸服用前应除去蜡皮、塑料球壳；本品可嚼服，也可分份吞服。

【规格】

丸剂：每丸重9g。

胶囊：每粒装0.45g。

【贮藏】密封。

【临床报道】将肾阳虚型变应性鼻炎患者94例，随机分为治疗组47例，对照组47例。治疗组予右归饮治疗，对照组予西药开瑞坦治疗。结果：治疗组显效32例，有效10例，无效5例，总有效率为89.4%；对照组显效28例，有效12例，无效7例，总有效率为85.1%。两组疗效差异无显著性意义（$P > 0.05$）[1]。

【参考文献】

[1] 孙一枚.右归饮治疗肾阳虚型变应性鼻炎47例临床观察[J].湖南中医药导报，2004，10（5）：40-41.

（四）肺经伏热证常用中成药品种

辛夷鼻炎丸

【处方】辛夷、薄荷、紫苏叶、甘草、广藿香、苍耳子、鹅不食草、板蓝根、山白芷、防风、鱼腥草、菊花、三叉苦。

【功能与主治】祛风宣窍，清热解毒。用于风热上攻、热毒蕴肺所致的鼻塞、鼻流清涕或浊涕、发热、头痛；慢性鼻炎、过敏性鼻炎、神经性头痛见上述证候者。

【用法与用量】口服。一次 3g，一日 3 次。

【禁忌】对本品过敏者禁用。

【注意事项】

1．忌辛辣、鱼腥食物。

2．用药后如感觉唇部麻木应停药。

3．过敏体质者慎用。

【规格】每 10 丸重 0.75g。

【贮藏】密封。

【药理毒理】辛夷鼻炎丸具有抗病毒及抗炎的作用。长期、大量服用辛夷鼻炎丸可能对肝脏产生不同程度的损伤。

· **抗病毒作用**　实验通过甲 1 型流感病毒滴鼻致小鼠感染，结果与模型组相比，应用辛夷鼻炎丸组小鼠的存活率明显升高且肺指数明显下降，提示辛夷鼻炎丸具有抗病毒和保护肺组织的作用[1]。

· **抗炎作用**　在抗炎试验中，辛夷鼻炎丸在 60min、120min时，对足肿胀有明显抑制作用，且有显著性差异，同时辛夷鼻炎丸组耳肿胀度明显降低。即辛夷鼻炎丸能抑制蛋清致大鼠足肿胀及二甲苯致小鼠耳肿胀，即具有一定的抗炎作用[1]。辛夷鼻炎丸（生药）6.13g/kg、24.53g/kg 可显著降低小鼠二甲苯所致的耳肿胀度；3.75g/kg、7.5g/kg 和 15g/kg 可显著降低大鼠角叉菜胶所致足肿胀度；24.53g 生药 /kg 可显著降低小鼠腹腔毛细血管通透性，15g/kg 可显著抑制大鼠棉球肉芽肿形成。结论：辛夷鼻炎丸对急、慢性炎症均具有抑制作用[2]。

·对肝功能的影响　按体重随机将小鼠分为低、中、高剂量组（各组给药量分别为 1.17g/kg、2.34g/kg、4.68g/kg，分别相当于成人 1d 剂量的 1、2、4 倍）及苍耳子组（给药量为 1.04g/kg，相当于成人 1d 用量）、空白组（给予等体积生理盐水），每组 12 只。每周测量 1 次小鼠体重，根据体重变化调整给药量。各组疗程均为 40d。实验证明各剂量组均能增加模型小鼠的体重，组间差异显著（$P < 0.01$），但随着剂量增加，体重的增加幅度逐渐下降；各组肝脏指数无显著性差异。各组 AST、ALT 值均升高，其中低、中剂量组和苍耳子组与空白对照组比较，ALT 值显著升高（$P < 0.05$）。病理组织学见肝细胞索肿胀、少量细胞水肿、肝组织结构排列紊乱、细胞核破碎、血窦扩张，其中高剂量组肝细胞坏死较严重，面积较大。结论：长期、大量服用辛夷鼻炎丸可能对肝脏产生不同程度的损伤，应引起注意[3]。

【临床报道】

1. 临床验证使用辛夷鼻炎丸治疗变应性鼻炎，治疗组 61 例口服辛夷鼻炎丸，对照组 30 例口服通窍鼻炎颗粒。治疗 4 周后，治疗组临床控制 12 例（占 19.67%），显效 31 例（占 50.82%），有效 14 例（占 22.95%），无效 4 例（占 6.56%）；对照组临床控制 6 例（占 20.00%），显效 16 例（占 53.33%），有效 5 例（占 16.67%），无效 3 例（占 10.00%）。两组差异无统计学意义（$P = 0.912$）。辛夷鼻炎丸治疗变应性鼻炎的疗效与通窍鼻炎颗粒相当，两组治疗后的症状改善情况均优于治疗前，治疗组鼻部检查积分差值优于对照组，且安全性好。未见不良事件，对血常规、肝肾功能未见不良影响[4]。

2. 临床用辛夷鼻炎丸治疗过敏性鼻炎患者 40 例，结果：显效 21 例，有效 12 例，无效 7 例，有效率为 82.50%[5]。

【参考文献】

[1] 詹延章，洪晓锋. 辛夷鼻炎丸抗病毒作用及抗炎作用考察 [J]. 中国药师，2012，15（2）：269-271.

[2] 曹柳英，梁瑞燕，潘华新，等. 辛夷鼻炎丸抗炎作用实验研究 [J]. 广州医药，2005，36（2）：74-76.

[3] 刘树民，姚珠星，徐颖，等. 辛夷鼻炎丸对肝功能影响的实验研究 [J]. 中国药房，2007，18（12）：890-891.

[4] 李胜前，杨思芸，曾友志，等. 辛夷鼻炎丸治疗变应性鼻炎的疗效观察 [J]. 中国药房，2010，21（36）：3404-3407.

[5] 何刚，王槐富，徐仲明，等. 辛夷鼻炎丸和鼻舒适片治疗过敏性鼻炎疗效观察 [J]. 实用医院临床杂志，2006，3（6）：22-23.

苍耳子鼻炎胶囊（滴丸）

【处方】 苍耳子浸膏粉、石膏浸膏粉、白芷浸膏粉、冰片、辛夷花挥发油、薄荷脑、辛夷花浸膏粉、黄芩浸膏粉。

【功能与主治】 疏风，清肺热，通鼻窍，止头痛。用于风热型鼻疾，包括急、慢性鼻炎，鼻窦炎，过敏性鼻炎。

【用法与用量】

胶囊：口服。一次 2 粒，一日 3 次。

滴丸：口服。一次 5g，一日 3 次。

【注意事项】 宜饭后服用，胃肠虚寒者慎用。

【规格】

胶囊：每粒装 0.4g。

滴丸：每丸重 43mg。

【贮藏】密封。

【临床报道】临床观察苍耳子鼻炎滴丸治疗变应性鼻炎 30 例（一次 5g，一日 3 次），并设对照组 26 例口服息斯敏（一次 10mg，一日 1 次）。结果：治疗组临床控制 5 例（16.67%），显效 9 例（30.00%），有效 13 例（43.33%），无效 3 例（10.00%），总有效率为 90.00%；对照组临床控制 1 例（3.85%），显效 3 例（11.54%），有效为 6 例（23.07%），无效为 16 例（61.54%），总有效率为 38.46%。经统计学处理，两者差异有显著性意义（$P < 0.01$）[1]。

【参考文献】

[1] 马仲平 . 苍耳子鼻炎滴丸治疗变应性鼻炎临床观察 [R]. 世界中联耳鼻喉口腔专业委员会换届大会及第三次学术年会暨中华中医药学会耳鼻喉科分会第十七次学术交流会暨广东省中医及中西医结合学会耳鼻喉科学术交流会论文汇编，2011.

康乐鼻炎片

【处方】苍耳子、辛夷、白芷、麻黄、穿心莲、黄芩、防风、广藿香、牡丹皮、薄荷脑、马来酸氯苯那敏。

【功能与主治】疏风清热，活血驱瘀，祛湿通窍。用于外感风邪，胆经郁热，脾胃湿热而致的伤风鼻塞，鼻窒，鼻鼽，鼻渊（急、慢性鼻炎，过敏性鼻炎，鼻窦炎）。

【用法与用量】口服。一次 4 片，一日 3 次。

【注意事项】个别患者服药后有轻度嗜睡现象。

【规格】每片重 0.31g（含马来酸氯苯那敏 0.66mg）。

【贮藏】密封。

通窍鼻炎片（胶囊、颗粒）

【处方】炒苍耳子、防风、黄芪、白芷、辛夷、炒白术、薄荷。

【功能与主治】散风固表，宣肺通窍。用于风热蕴肺、表虚不固所致的鼻塞时轻时重、鼻流清涕或浊涕、前额头痛；慢性鼻炎、过敏性鼻炎、鼻窦炎见上述证候者。

【用法与用量】

片剂：口服。一次5～7片，一日3次。

胶囊：口服。一次4～5粒，一日3次。

颗粒剂：开水冲服。一次1袋，一日3次。

【禁忌】对本品过敏者禁用。

【注意事项】

1．忌烟、酒，辛辣、鱼腥食物。

2．本品不宜长期服用。

3．过敏体质者慎用。

【规格】

片剂：薄膜衣片，每片重0.3g（相当于饮片1.1g）。

胶囊：每粒装0.4g。

颗粒剂：每袋装2g。

【贮藏】密封。

【临床报道】

1．使用通窍鼻炎片治疗过敏性鼻炎90例，结果：痊愈40例，显效35例，好转12例，无效3例，总有效率为97%[1]。

2．临床观察过敏性鼻炎患者，治疗组（91例）用西药抗生素（司帕沙星 0.2 po qn）+ 激素治疗（地塞米松 1.5mg po qd）+ 通窍鼻炎片（早中晚饭后各 7g），对照组（36 例）单用西药抗生素（司帕沙星 0.2 po qn）+ 激素治疗（地塞米松 1.5mg po qd），病情中度者，加用倍氯米松鼻喷雾剂喷鼻（每日 2～4 次）；重度者加用开瑞坦（上海先灵葆雅制药有限公司生产，口服，一次 10mg，一日 1 次）。结果：治疗组 91 例，显效 27 例，有效 41 例，无效 23 例，总有效率 75%；对照组 36 例，显效 5 例，有效 13 例，无效 18 例，总有效率 50%。两组总有效率比较差异有显著性（$P < 0.05$）。说明通窍鼻炎片配合西药治疗疗效优于单纯西药治疗[2]。

【参考文献】

[1] 梁景义 . 通窍鼻炎片治疗过敏性鼻炎 90 例 [J]. 中国民族民间医药，2009，（3）：123.

[2] 钱芝卫 . 中西医结合治疗过敏性鼻炎 91 例疗效观察 [J]. 泰州职业技术学院学报，2006，6（6）：43-44.

香菊胶囊（片、颗粒）

【处方】 化香树果序（除去种子）、夏枯草、野菊花、黄芪、辛夷、防风、白芷、甘草、川芎。

【功能与主治】 辛散祛风，清热通窍。用于急、慢性鼻窦炎，鼻炎。

【用法与用量】

胶囊：口服。一次 2～4 粒，一日 3 次。

片剂：口服。规格（1）、（2）一次 2～4 片，一日 3 次。

颗粒剂：口服。一次 3～6g，一日 3 次。

【注意事项】

1. 忌辛辣、鱼腥食物。

2．孕妇慎用。

3．凡外感风寒之鼻塞、流清涕者，应在医师指导下使用。

【规格】

胶囊：每粒装 0.3g。

片剂：（1）素片每片重 0.3g，（2）薄膜衣片每片重 0.32g。

颗粒剂：每袋装 3g。

【贮藏】 密封。

【临床报道】 临床实验中在应用抗组胺药物盐酸西替利嗪片的基础上，加用香菊胶囊治疗过敏性鼻炎患者（110 例）作为治疗组，对照组单独用盐酸西替利嗪片治疗（110 例）。结果：治疗组显效 35 例，有效 67 例，无效 8 例，总有效率 92.7%；对照组显效 27 例，有效 65 例，无效 18 例，总有效率为 83.6%。结果证明在应用抗组胺药的基础上加用香菊胶囊，患者鼻痒、喷嚏、鼻腔分泌物亢进、鼻腔黏膜肿胀等症状明显减轻，与单纯使用抗组胺药相比疗效明显提高[1]。

【参考文献】

[1] 史志芳，孟辉，张旭，等．香菊胶囊对变应性鼻炎治疗效果的影响 [J]．中国煤炭工业医学杂志，2010，13（9）：1352.

辛芳鼻炎胶囊

【处方】 辛夷、白芷、黄芩、柴胡、川芎、桔梗、薄荷、菊花、荆芥穗、枳壳（炒）、防风、细辛、蔓荆子（炒）、龙胆、水牛角浓缩粉。

【功能与主治】 发表散风，清热解毒，宣肺通窍。用于风热蕴肺所致的慢性鼻炎，鼻窦炎。

【用法与用量】口服。一次6粒，一日2～3次；小儿酌减，15天一疗程。

【禁忌】对本品过敏者禁用。

【注意事项】

1．忌辛辣、鱼腥食物。

2．孕妇慎用。

3．凡慢性鼻炎属虚寒证者慎用。

4．过敏体质者慎用。

【规格】每粒装0.25g。

【贮藏】密封，置阴凉干燥处。

【药理毒理】辛芳鼻炎胶囊具有抗炎、抗过敏作用。

实验研究结果显示，2.1g/kg辛芳鼻炎胶囊多次灌胃给药能明显抑制大鼠棉球肉芽肿胀和大鼠蛋清性足肿胀，及组胺引起的豚鼠毛细血管通透性。6.3g/kg辛芳鼻炎胶囊多次灌胃给药明显抑制巴豆油所致小鼠耳郭肿胀，并明显抑制小鼠腹腔毛细血管通透性。实验表明，辛芳鼻炎胶囊具有明显的抗炎、抗过敏作用[1]。

【临床报道】临床运用辛芳鼻炎胶囊治疗肺气虚寒、卫表不固型常年性变应性鼻炎患者30例。结果：显效5例，有效14例，无效11例，总有效率63.3%[2]。

【参考文献】

[1] 赵益桂，苏雅，岳南，等.辛芳鼻炎胶囊抗炎、抗过敏的药理作用研究[A].中国药理学会制药工业专业委员会.中国药理学会第九届制药工业药理学术会议论文摘要汇编[C].中国药理学会制药工业委员会，2000：1.

[2] 李漫，白桦，李淑良.益气固表中药治疗变应性鼻炎的疗

效观察 [J]. 中国中西医结合耳鼻咽喉科杂志，2007，15（1）：23-25，19.

鼻舒适片

【处方】 苍耳子、野菊花、鹅不食草、白芷、防风、墨旱莲、白芍、胆南星、甘草、蒺藜、扑尔敏。

【功能与主治】 清热消炎，通窍。用于治疗慢性鼻炎引起的喷嚏、流涕、鼻塞、头痛，过敏性鼻炎，慢性鼻窦炎。

【用法与用量】 口服。一次 4 ~ 5 片，一日 3 次。

【禁忌】 本品含有扑尔敏，其特殊人群禁忌为：

1．新生儿或早产儿。

2．癫痫患者。

3．接受单胺氧化酶抑制剂治疗的患者。

4．对本品高度过敏者。

【注意事项】 本品含有扑尔敏，有下列需要注意的问题：

1．对其他抗组胺药或下列药物过敏者，也可能对本药过敏，如麻黄碱、肾上腺素、异丙肾上腺素、间羟异丙肾上腺素（羟喘）、去甲肾上腺素等拟交感神经药。对碘过敏者对本品也可能过敏。

2．下列情况慎用：婴幼儿；孕妇；膀胱颈部梗阻、幽门十二指肠梗阻、消化性溃疡所致幽门狭窄；青光眼（或有青光眼倾向者）；心血管疾病：高血压、高血压危象、低血压；甲状腺功能亢进；前列腺肥大体征明显者；肝功能不良者不宜长期服用；哺乳期妇女；哮喘患者。慢性过敏反应患者不宜长期单独使用，以免产生耐药性。

3．本品不可应用于下呼吸道感染和哮喘发作的患者（因可使痰液变稠而加重病情）。

4．用药期间，不得驾驶车、船或操作危险的机器。

【规格】每片重 0.27g，每瓶装 60 片。

【贮藏】密封。

【药理毒理】本品具有抗过敏、抗炎作用。

本品对小鼠巴豆油引起的炎症和对小鼠毛细血管通透性有非常显著的抑制作用；对小鼠迟发型超敏反应亦有非常显著的抑制作用；同时，本品还能抑制小鼠血清溶血素形成以及网状内皮系统吞噬功能；与免疫抑制剂合用时，未见有协同作用和相加作用，表明本品的抗过敏作用是通过调节机体免疫功能，抑制致敏淋巴细胞生成，从而到达抗过敏和增强抗炎作用的[1]。

【临床报道】临床应用鼻舒适片治疗 40 例过敏性鼻炎患者，结果：显效 25 例，有效 6 例，无效 9 例，总有效率 77.50%（31例）[2]。

【参考文献】

[1] 潘建明，周永标，朱剑霞，等．鼻舒适片药理作用的研究[J]．中成药，1990，12（9）：45．

[2] 何刚，王槐富，徐仲明．辛夷鼻炎丸和鼻舒适片治疗过敏性鼻炎疗效观察 [J]．实用医院临床杂志，2006，3（6）：22-23．

藿胆丸（片、滴丸）

【处方】广藿香叶、猪胆粉。

【功能与主治】芳香化浊，清热通窍。用于湿浊内蕴、胆经郁火所致的鼻塞、流清涕或浊涕、前额头痛。

【用法与用量】

丸剂：口服。一次 3 ~ 6g，一日 2 次。

片剂：口服。一次 3 ~ 5 片，一日 2 ~ 3 次；儿童酌减或饭后服用，遵医嘱。

滴丸：口服。一次 4 ~ 6 粒，一日 2 次。

【禁忌】 对本品过敏者禁用。

【注意事项】

1．忌烟、酒及辛辣、鱼腥食物。

2．有高血压、心脏病、肝病、糖尿病、肾病等慢性病严重者应在医师指导下服用。

3．儿童、孕妇、哺乳期妇女、年老体弱或脾虚便溏者应在医师指导下服用。

4．过敏体质者慎用。

【规格】

丸剂：每 10 丸重 0.24g。

片剂：片芯重 0.2g。

滴丸：每丸重 50mg。

【贮藏】 密闭，防潮。

鼻炎康片

【处方】 广藿香、苍耳子、鹅不食草、麻黄、野菊花、当归、黄芩、猪胆粉、薄荷油、马来酸氯苯那敏。

【功能与主治】 清热解毒，宣肺通窍，消肿止痛。用于风邪蕴肺所致的急、慢性鼻炎，过敏性鼻炎等。

【用法与用量】 口服。一次 4 片，一日 3 次。

【注意事项】

1. 忌辛辣、鱼腥食物。

2. 孕妇慎用。

3. 凡过敏性鼻炎属虚寒证者慎用。

4. 高血压、心脏病等慢性病患者应在医师指导下服用。

5. 用药期间不宜驾驶车辆、管理机器及高空作业等。

【规格】 每片重 0.37g（含马来酸氯苯那敏 1mg）。

【贮藏】 密封。

【药理毒理】 鼻炎康片具有抗炎、抗过敏、镇痛及抑菌作用。

实验将 SD 大鼠随机分为分 5 组：空白对照组（生理盐水组），鼻炎康高剂量组（3.50g/kg）、中剂量组（1.75g/kg）、低剂量组（0.876g/kg）及阿司匹林（0.20g/kg）或罗通定（0.02g/kg）阳性对照组，结果证明鼻炎康片具有以下作用：

· **抗炎作用**

（1）鼻炎康片对大鼠棉球肉芽肿的影响　与空白对照组比较，鼻炎康各剂量均能减少大鼠肉芽肿质量（$P < 0.01$），显示较好的抗炎效果，其中鼻炎康高剂量的抗炎效果接近阿司匹林阳性对照组[1]。

（2）鼻炎康片对二甲苯所致小鼠耳郭肿胀的影响　鼻炎康各剂量及阳性对照药均能显著抑制二甲苯所致小鼠耳郭肿胀率，与空白对照组比较有统计学意义（$P < 0.01$），提示鼻炎康具有较好的抗炎效果，其中高剂量鼻炎康抑制肿胀的效果接近阿司匹林[1]。

（3）鼻炎康片对小鼠毛细血管通透性的影响　与空白对照组比较，鼻炎康各剂量能显著降低醋酸所致小鼠腹腔毛细血管通透性升高（$P < 0.01$），说明鼻炎康具有较好的抗炎效果[1]。

· **抗过敏作用** 　与空白对照组比较，鼻炎康各剂量对大鼠被动皮肤过敏反应均有显著的抑制作用（$P < 0.01$），提示鼻炎康具有较好的抗过敏效果[1]。

· **镇痛作用**

（1）鼻炎康片对醋酸刺激引起小鼠扭体反应的影响　鼻炎康各剂量组对乙酸引起的小鼠扭体反应均有显著的抑制作用，与空白对照组比较有统计学意义（$P < 0.01$），表明鼻炎康有一定的镇痛作用[1]。

（2）鼻炎康片对热板刺激引起小鼠疼痛反应的影响　鼻炎康各剂量均能显著抑制热板刺激诱导的小鼠疼痛反应，表现为痛阈值升高，与空白对照组比较有统计学意义（$P < 0.01$）[1]。

· **抑菌作用** 　鼻炎康在体外对肺炎链球菌、肺炎克雷伯杆菌、乙型溶血性链球菌、甲型溶血性链球菌、金黄色葡萄球菌、大肠杆菌均有一定的抑菌作用，而对变形杆菌无明显抑制作用[1]。

【参考文献】

[1] 金桂芳，张文军，谭毓治. 鼻炎康片抗炎镇痛药效研究 [J]. 中药材，2009，32（7）：1108-1111.

藿胆鼻炎胶囊

【处方】 苍耳子提取物、广藿香油、精制猪胆干膏。

【功能与主治】 清风热，通鼻窍。用于慢性鼻炎，慢性副鼻窦炎及过敏性鼻炎。

【用法与用量】 口服。一次2粒，一日3次。

【规格】 每粒装 0.4g。

【贮藏】密封，置通风干燥处。

千柏鼻炎片（胶囊）

【处方】千里光、卷柏、羌活、决明子、麻黄、川芎、白芷。

【功能与主治】清热解毒，活血祛风，宣肺通窍。用于风热犯肺，内郁化火，凝滞气血所致的鼻塞，鼻痒气热，流涕黄稠，或持续鼻塞，嗅觉迟钝；急慢性鼻炎，急慢性鼻窦炎见上述证候者。

【用法与用量】

片剂：口服。一次3～4片，一日3次。

胶囊：口服。一次2粒，一日3次，15天为一疗程。症状减轻后，减量维持或遵医嘱。

【注意事项】

1．忌辛辣、鱼腥食物。

2．孕妇慎用。

3．有高血压、心脏病等慢性病者，应在医师指导下服用。

【规格】

片剂：每片重0.3g。

胶囊：每粒装0.5g。

【贮藏】密封。

【药理毒理】本品具有抗炎、降低毛细血管通透性、舒张血管增加血流量的作用，且毒性低，使用安全。

·**抗炎** 实验证明，本品对二甲苯所致的小鼠耳部炎症有明显抑制作用[1]。

·**降低毛细血管通透性，舒张血管增加血流量** 本品对组织胺所致的小鼠皮肤毛细血管通透性增高有对抗作用，与临床应用后鼻分泌物明显减少之效应相符[1]。对鼻炎引起的鼻分泌物增加、鼻塞、鼻黏膜充血红肿、嗅觉减退有明显疗效，总有效率达93.4%。疗效时间为服药后第 3 ~ 4 天，疗效明显。鼻黏膜充血消退的疗效因上、中、下鼻甲病变严重程度及病程长短有明显差异，一般病程短及轻中型者效果更为明显[1]。本品还可舒张血管增加血流量[1]。

· **毒理** 安全实验提示本品毒性低，使用安全[1]。

【参考文献】

[1] 郭乡广，曾宪埠. 千柏鼻炎片临床疗效分析 [J]. 广州医药，1987，2：50-52.

防芷鼻炎片

【处方】 苍耳子、野菊花、鹅不食草、白芷、防风、旱墨莲、白芍、胆南星、甘草、蒺藜。

【功能与主治】 清热消炎，祛风通窍。用于治疗慢性鼻炎引起的喷嚏、鼻塞、头痛、过敏性鼻炎、慢性鼻窦炎。

【用法与用量】 口服。一次 5 片，一日 3 次，饭后服用。

【注意事项】 胃溃疡患者慎用。

【规格】 每片重 0.3g。

【贮藏】 密封。

苍鹅鼻炎片

【处方】 苍耳子、黄芩、广藿香、鹅不食草、白芷、荆芥、菊花、野菊花、猪胆膏、马来酸氯苯那敏、鱼腥草素钠、薄荷油。

【功能与主治】 清热解毒，疏风通窍。用于风热蕴毒而致的过敏性鼻炎，慢性单纯性鼻炎及鼻窦炎引起的头痛、鼻塞、流涕等。

【用法与用量】 口服。一次 3～4 片，一日 3 次，饭后服用。

【不良反应】 可见困倦、嗜睡、口渴、虚弱感。

【禁忌】

1．对本品过敏者禁用。

2．肝肾功能不全者禁用。

3．儿童、孕妇及哺乳期妇女禁用。

【注意事项】

1．忌烟酒，辛辣、鱼腥食物。

2．本品不适用于慢性鼻炎属虚寒证者。

3．本品含马来酸氯苯那敏、鱼腥草素钠。膀胱颈梗阻、甲状腺功能亢进、青光眼、高血压和前列腺肥大者慎用；服药期间不得驾驶机、车、船、从事高空作业、机械作业及操作精密仪器。

4．脾虚大便溏者慎用。

5．患有其他疾病及年老体弱者应在医师指导下服用。

6．本品不宜长期服用。

7．过敏体质者慎用。

【规格】 每片相当于原药材 4.35g。

【贮藏】 密封。

【药理毒理】 苍鹅鼻炎片具有抗过敏、抗炎、免疫抑制、抗菌、镇痛作用。

·**抗过敏** 本品能抑制卵蛋白诱发的小鼠、豚鼠鼻黏膜速发型过敏反应和小鼠腹腔过敏反应，并且能抑制 2，4—二硝基氯苯诱发的豚鼠迟发型皮肤过敏反应[1]。

· **抗炎**　本品能够抑制二甲苯诱发的小鼠耳肿胀和小鼠腹腔毛细血管渗出，并且能抑制小鼠棉球肉芽肿和角叉菜胶诱发的大鼠足肿胀[1]。

· **免疫抑制**　本品能抑制小鼠碳末廓清能力[1]。

· **抗菌**　本品对金黄色葡萄球菌、绿脓杆菌、大肠杆菌、变形杆菌、卡他球菌有一定抑制作用，对金黄色葡萄球菌感染小鼠有一定的保护作用[1]。

· **镇痛**　本品能够抑制醋酸诱发的小鼠扭体反应，提高小鼠热板痛阈[1]。

【参考文献】

[1] 周龙强，饶伟源，李茂，等 . 苍鹅鼻炎片的药效学研究 [J]. 中药药理与临床，2004，20（4）：38-41.

鼻炎宁颗粒（胶囊）

【处方】 蜜蜂巢脾。

【功能与主治】 清湿热，通鼻窍，疏肝气，健脾胃。用于慢性鼻炎，慢性副鼻窦炎，过敏性鼻炎，亦可用于急性传染性肝炎，慢性肝炎，迁延性肝炎。

【用法与用量】

颗粒剂：开水冲服。一次 15g，一日 2～3 次。

胶囊：口服。一次 5 粒，一日 3 次。

【注意】 对本品过敏者禁用。

【规格】

颗粒剂：每袋装 15g。

胶囊：每粒装 0.3g。

【贮藏】密封。

复方鼻炎膏

【处方】穿心莲浓缩液、鹅不食草浓缩液、盐酸麻黄碱、盐酸苯海拉明、薄荷油、桉油。

【功能与主治】消炎，通窍。用于过敏性鼻炎，急、慢性鼻炎及鼻窦炎。

【用法与用量】将软膏尖端插入鼻腔挤入油膏，一日3次，或遵医嘱。

【禁忌】

1．本品为外用药，禁止内服。

2．高血压、动脉硬化、心绞痛、甲状腺功能亢进等患者禁用。

3．孕妇和哺乳期妇女禁用。

4．鼻腔干燥、萎缩性鼻炎禁用。

5.对本品过敏者禁用。

【注意事项】

1．忌烟酒，辛辣、鱼腥食物。

2．切勿接触眼睛。鼻黏膜损伤者慎用。

3．本品含盐酸麻黄碱、盐酸苯海拉明，运动员慎用；膀胱颈梗阻、青光眼和前列腺肥大者慎用；服药期间不得驾驶机、车、船，从事高空作业、机械作业及操作精密仪器；服用后如有头晕、头痛、心动过速、多汗等症状应咨询医师或药师。

4．心脏病患者慎用。儿童、老年人或其它慢性病患者应在医师指导下使用。

5.本品不宜长期使用。连续使用时间过长，可产生"反跳"现象，出现更为严重的鼻塞。

6.使用后拧紧瓶盖，以防污染。

7.过敏体质者慎用。

8.本品不应与优降宁等单胺氧化酶抑制剂、磺胺嘧啶、呋喃妥因、洋地黄类药物、三环类抗抑郁剂同用。

【不良反应】可见困倦、嗜睡、口渴、虚弱感；偶见一过性轻微烧灼感，干燥感，头痛，头晕，心率加快，长期使用可致心悸，焦虑不安，失眠等。

【规格】每支装10g（含盐酸麻黄碱50mg）。

【贮藏】密封，置阴凉处。

鼻舒康喷剂

【处方】金银花、连翘、没食子提取物、辛夷、苍耳子、黄连、黄芩、黄柏等。

【功能与主治】通鼻，抑菌，消炎，抗过敏。本品抑制金黄色葡萄球菌，大肠杆菌等多种病原菌，恢复鼻腔自洁功能。适用于急、慢性鼻炎，过敏性鼻炎，肥厚性鼻炎，萎缩性鼻炎，干燥性鼻炎，鼻窦炎，鼻黏膜肿胀，鼻痒，不闻香臭等人群。

【用法与用量】外用，喷鼻。一日2～3次，每次按1～2下使喷液直接均匀喷于鼻腔。

【禁忌】孕妇禁用。

【注意事项】鼻黏膜损伤者慎用。

【规格】每瓶装20ml。

【贮藏】阴凉避光，密闭贮存。

鼻舒宁喷剂

【处方】雪茶提取物、辛夷、苍耳子、苦参、醋酸氯已定等。

【功能与主治】清热解毒，散风消痈，醒神通窍。适用于各种致病菌引起的急慢性鼻炎，鼻窦炎，过敏性鼻炎，萎缩性鼻炎，感冒引起的鼻塞、流涕等鼻腔诸症的消毒抑菌。亦可预防呼吸道疾病的发生，修复受损的鼻腔黏膜及用于鼻腔的日常清洁护理。

【用法与用量】将本品适量用于鼻部，每日3～4次。

【禁忌】外用制剂，严禁口服。

【注意事项】

1．本品不能代替药品。

2．用药期间禁与辛辣、酒等刺激性食品接触。

【规格】每瓶装15ml。

【贮藏】密封。

滴通鼻炎水

【处方】蒲公英、细辛、黄芩、麻黄、苍耳子、石菖蒲、白芷、辛夷。

【功能与主治】祛风清热，宣肺通窍。用于伤风鼻塞，鼻窒（慢性鼻炎），鼻鼽（过敏性鼻炎），鼻渊（鼻窦炎）。

【用法与用量】外用喷鼻。除盖，喷颈向上伸入鼻前庭，一次2～3滴，一日3～4次。

【禁忌】

1．本品仅供滴鼻用，禁止内服。

2．对本品过敏者禁用。

【注意事项】

1．忌烟酒，辛辣、鱼腥食物。

2．切勿接触眼睛，鼻黏膜损伤者慎用。

3．儿童、孕妇、哺乳期妇女及年老体弱者应在医师指导下使用。

4．高血压、心脏病患者慎用，有肝病、糖尿病、肾病等慢性病严重者应在医师指导下使用。

5．本品不宜长期使用。

6．过敏体质者慎用。

7．运动员慎用。

【规格】 每瓶装 10ml。

【贮藏】 置阴凉处（不超过20℃）。

附二

治疗变应性鼻炎的常用中成药简表

证型	药物名称	功能	主治病症	用法用量	备注
肺气虚寒证	辛芩颗粒（片、胶囊）	益气固表，祛风通窍。	肺气不足、风邪外袭所致的鼻痒、喷嚏、流清涕，易感冒；过敏性鼻炎见上述证候者。	颗粒剂：开水冲服。规格（1）、（2）一次1袋，一日3次。20日为一疗程。片剂：口服。一次3片，一日3次。20日为一疗程。胶囊：口服。一次4粒，一日3次。20日为一疗程。	颗粒剂：基药，医保，药典

证型	药物名称	功能	主治病症	用法用量	备注
肺气虚寒证	胆香鼻炎片	消炎清热，祛风散寒，通窍止痛。	用于慢性单纯性鼻炎、过敏性鼻炎、急慢性鼻炎、副鼻窦炎。	口服。一次4片，一日3次。	
	通宣理肺丸（颗粒、胶囊、片、口服液、膏）	解表散寒，宣肺止嗽。	用于风寒束表、肺气不宣所致的感冒咳嗽，症见发热、恶寒、咳嗽、鼻塞流涕、头痛、无汗、肢体酸痛。	丸剂：口服。规格（1）大蜜丸，一次2丸；规格（2）水蜜丸，一次7g；规格（3）浓缩丸，一次8～10丸，一日2～3次。颗粒剂：开水冲服。规格（1）、（2）一次1袋，一日2次。胶囊：口服。一次2粒，一日2～3次。片剂：口服。一次4片，一日2～3次。口服液：口服。一次20ml，一日2～3次。膏剂：口服。一次15g，一日2次。	丸剂：基药，医保，药典颗粒剂：基药，医保胶囊：基药，医保，药典片剂：基药，医保
	小青龙颗粒（胶囊、口服液、合剂）	解表化饮，止咳平喘。	用于风寒水饮，恶寒发热，无汗，喘咳痰稀。	颗粒剂：开水冲服。规格（1）、（2）一次1袋，一日3次。胶囊：口服。一次3～6粒，一日3次。口服液：口服。一次10ml，一日3次。合剂：口服。一次10～20ml，一日3次，用时摇匀。	颗粒剂：医保，药典胶囊：医保合剂：药典
	小柴胡颗粒（片）	解表散热，疏肝和胃。	用于外感病邪犯少阳证，症见寒热往来、胸胁苦满、食欲不振、心烦喜呕、口苦咽干。	颗粒剂：开水冲服。规格（1）、（2）、（3）一次1～2袋，一日3次。片剂：口服。一次4～6片，一日3次。	颗粒剂：医保，药典片剂：医保，药典

证型	药物名称	功能	主治病症	用法用量	备注
肺气虚寒证	藿香正气水（口服液、软胶囊、胶囊、颗粒、丸、片、滴丸）	解表化湿，理气和中。	用于外感风寒、内伤湿滞或夏伤暑湿所致的感冒，症见头痛昏重、胸膈痞闷、脘腹胀痛、呕吐泄泻；胃肠型感冒见上述证候者。	酊剂：口服。一次5～10ml，一日2次，用时摇匀。口服液：口服。一次5～10ml，一日2次，用时摇匀。软胶囊：口服。一次2～4粒，一日2次。胶囊：口服。一次4粒，一日2次；小儿酌减。颗粒剂：温开水送服。一次5g，一日2次；小儿酌减。丸剂：口服。一次8丸，一日3次。片剂：口服。一次4～8片，一日2次。滴丸：口服。一次1～2袋，一日2次。	水剂：基药，医保，药典口服液：基药，药典软胶囊：基药，药典丸剂：医保
	鼻通宁滴剂	通利鼻窍。	用于鼻塞不通。	滴鼻。一次1～2滴，一日2～3次。	
脾气虚弱证	补中益气丸（颗粒、口服液）	补中益气，升阳举陷。	用于脾胃虚弱、中气下陷所致的泄泻、脱肛、阴挺，症见体倦乏力、食少腹胀、便溏久泻、肛门下坠或脱肛、子宫脱垂。	丸剂：口服。规格（1）大蜜丸，一日2～3次；规格（2）浓缩丸，一次8～10丸，一日3次；规格（3）水丸，一次6g，一日2～3次。颗粒剂：口服。一次3g，一日2～3次。口服液：口服。一次10～15ml，一日2～3次。	丸剂：基药，医保，药典颗粒剂：基药，医保
	参苓白术散（丸、颗粒、胶囊、口服液）	补脾胃，益肺气。	用于脾胃虚弱，食少便溏，气短咳嗽，肢倦乏力。	散剂：口服。规格（1）、（2）、（3）一次6～9g，一日2～3次。丸剂：口服。一次6g，一日3次。颗粒剂：口服。一次6g，一日3次。胶囊：口服。一次3粒，一日3次。口服液：口服。一次10ml，一日3次；或遵医嘱。	散剂：基药，医保，药典丸剂：基药，医保颗粒剂：基药，医保

证型	药物名称	功能	主治病症	用法用量	备注
脾气虚弱证	玉屏风颗粒（口服液、胶囊）	益气，固表，止汗。	用于表虚不固，自汗恶风，面色㿠白，或体虚易感风邪者。	颗粒剂：开水冲服。一次1袋，一日3次。口服液：口服。一次10ml，一日3次。胶囊：口服。一次2粒，一日3次。	颗粒剂：基药，医保，药典口服液：药典
肾阳不足证	金匮肾气丸（片）	温补肾阳，化气行水。	用于肾虚水肿，腰膝酸软，小便不利，畏寒肢冷。	丸剂：口服。规格（1）大蜜丸，一次1丸；规格（2）水蜜丸，一次4~5g，一日2次。片剂：口服。一次4片，一日2次。	丸剂：基药，医保片剂：基药，医保
	附子理中丸（片、口服液）	温中健脾。	用于脾胃虚寒，脘腹冷痛，呕吐泄泻，手足不温。	丸剂：口服。规格（1）大蜜丸，一次1丸，一日2~3次；规格（2）浓缩丸，一次8~12丸，一日3次；规格（3）水蜜丸，一次6g，一日2~3次。片剂：口服。一次6~8片，一日1~3次。口服液：口服。一次10ml，一日2次，7天一疗程；或遵医嘱。	丸剂：基药，医保，药典片剂：基药，医保
	右归丸（胶囊）	温补肾阳，填精止遗。	用于肾阳不足，命门火衰，腰膝酸冷，精神不振，怯寒畏冷，阳痿遗精，大便溏薄，尿频而清。	丸剂：口服。一次1丸，一日3次。胶囊：口服。一次4粒，一日3次。	丸剂：医保，药典胶囊：医保
肺经伏热证	辛夷鼻炎丸	祛风宣窍，清热解毒。	用于风热上攻、热毒蕴肺所致的鼻塞、鼻流清涕或浊涕、发热、头痛；慢性鼻炎、过敏性鼻炎、神经性头痛见上述证候者。	口服。一次3g，一日3次。	基药，医保

证型	药物名称	功能	主治病症	用法用量	备注
肺经伏热证	苍耳子鼻炎胶囊（滴丸）	疏风，清肺热，通鼻窍，止头痛。	用于风热型鼻疾，包括急、慢性鼻炎、鼻窦炎、过敏性鼻炎。	胶囊：口服。一次2粒，一日3次。滴丸：口服。一次5g，一日3次。	
	康乐鼻炎片	疏风清热，活血驱瘀，祛湿通窍。	用于外感风邪，胆经郁热，脾胃湿热而致的伤风鼻塞、鼻窒、鼻衄、鼻渊（急、慢性鼻炎、过敏性鼻炎、鼻窦炎）。	口服。一次4片，一日3次。	
	通窍鼻炎片（胶囊、颗粒）	散风固表，宣肺通窍。	用于风热蕴肺、表虚不固所致的鼻塞时轻时重、鼻流清涕或浊涕、前额头痛；慢性鼻炎、过敏性鼻炎、鼻窦炎见上述证候者。	片剂：口服。一次5~7片，一日3次。胶囊：口服。一次4~5粒，一日3次。颗粒剂：开水冲服。一次1袋，一日3次。	片剂：医保，药典胶囊：医保颗粒剂：医保
	香菊胶囊（片、颗粒）	辛散祛风，清热通窍。	用于急、慢性鼻窦炎，鼻炎。	胶囊：口服。一次2~4粒，一日3次。片剂：口服。规格（1）、（2）一次2~4片，一日3次。颗粒剂：口服。一次3~6g，一日3次。	胶囊：基药，医保片剂：基药，医保
	辛芳鼻炎胶囊	发表散风，清热解毒，宣肺通窍。	用于风热蕴肺所致慢性鼻炎，鼻窦炎。	口服。一次6粒，一日2~3次；小儿酌减，15天为一个疗程。	
	鼻舒适片	清热消炎，通窍。	用于治疗慢性鼻炎引起的喷嚏、流涕、鼻塞、头痛，过敏性鼻炎，慢性鼻窦炎。	口服。一次4~5片，一日3次。	

证型	药物名称	功能	主治病症	用法用量	备注
肺经伏热证	藿胆丸（片、滴丸）	芳香化浊，清热通窍。	用于湿浊内蕴、胆经郁火所致的鼻塞、流清涕或浊涕、前额头痛。	丸剂：口服。一次3～6g，一日2次。片剂：口服。一次3～5片，一日2～3次；儿童酌减或饭后服用，遵医嘱。滴丸：口服。一次4～6粒，一日2次。	丸剂：基药，医保，药典片剂：基药，医保，药典滴丸：基药，医保
	鼻炎康片	清热解毒，宣肺通窍，消肿止痛。	用于风邪蕴肺所致的急、慢性鼻炎，过敏性鼻炎等。	口服。一次4片，一日3次。	基药，医保，药典
	藿胆鼻炎胶囊	清风热，通鼻窍。	用于慢性鼻炎，慢性副鼻窦炎及过敏性鼻炎。	口服。一次2粒，一日3次。	
	千柏鼻炎片（胶囊）	清热解毒，活血祛风，宣肺通窍。	用于风热犯肺，内郁化火，凝滞气血所致的鼻塞，鼻痒气热，流涕黄稠，或持续鼻塞，嗅觉迟钝；急慢性鼻炎，急慢性鼻窦炎见上述证候者。	片剂：口服。一次3～4片，一日3次。胶囊：口服。一次2粒，一日3次，15天为一个疗程。症状减轻后，减量维持或遵医嘱。	片剂：药典
	防芷鼻炎片	清热消炎，祛风通窍。	用于治疗慢性鼻炎引起的喷嚏、鼻塞、头痛、过敏性鼻炎、慢性鼻窦炎。	口服。一次5片，一日3次，饭后服用。	
	苍鹅鼻炎片	清热解毒，疏风通窍。	用于风热蕴毒而致的过敏性鼻炎，慢性单纯性鼻炎及鼻窦炎引起的头痛、鼻塞、流涕等。	口服。一次3～4片，一日3次，饭后服用。	

证型	药物名称	功能	主治病症	用法用量	备注
肺经伏热证	鼻炎宁颗粒（胶囊）	清湿热，通鼻窍，疏肝气，健脾胃。	用于慢性鼻炎，慢性副鼻窦炎，过敏性鼻炎，亦可用于急性传染性肝炎，慢性肝炎，迁延性肝炎。	颗粒剂：开水冲服。一次15g，一日2～3次。胶囊：口服。一次5粒，一日3次。	
	复方鼻炎膏	消炎，通鼻窍。	用于过敏性鼻炎，急、慢性鼻炎及鼻窦炎。	将软膏尖端插入鼻腔挤入油膏，一日3次，或遵医嘱。	
	鼻舒康喷剂	通鼻，抑菌，消炎，抗过敏。	本品抑制金黄色葡萄球菌，大肠杆菌等多种病原菌，恢复鼻腔自洁功能。适用于急、慢性鼻炎，过敏性鼻炎，肥厚性鼻炎，萎缩性鼻炎，干燥性鼻炎，鼻窦炎，鼻黏膜肿胀，鼻痒，不闻香臭等人群。	外用，喷鼻。一日2～3次，每次按1～2下使喷液直接均匀喷于鼻腔。	
	鼻舒宁喷剂	清热解毒，散风消痛，醒神通窍。	适用于各种致病菌引起的急、慢性鼻炎，鼻窦炎，过敏性鼻炎，萎缩性鼻炎，感冒引起的鼻塞、流涕等鼻腔诸症的消毒抑菌。亦可预防呼吸道疾病的发生，修复受损的鼻腔黏膜及用于鼻腔的日常清洁护理。	将本品适量用于鼻部，每日3～4次。	
	滴通鼻炎水	祛风清热，宣肺通窍。	用于伤风鼻塞，鼻窒（慢性鼻炎），鼻鼽（过敏性鼻炎），鼻渊（鼻窦炎）。	外用喷鼻。除盖，喷颈向上伸入鼻前庭，一次2～3滴，一日3～4次。	

急性鼻炎

　　急性鼻炎（acute rhinitis）是由病毒感染引起的鼻腔黏膜急性炎症性疾病。以鼻塞、流涕、喷嚏为主要症状的一种疾病。可发生于任何年龄。有传染性，四季均可发病，但以冬季更为多见。

　　病毒感染为首要病因，或在病毒感染的基础上继发细菌感染。病毒传播方式主要是经呼吸道吸入，其次是通过被污染的物体或食物进入机体。机体在某些诱因的影响下抵抗力下降，致病毒易侵犯鼻腔黏膜。常见的诱因有：①全身因素，如受凉、过劳、烟酒过度、维生素缺乏、内分泌失调或其他全身性慢性疾病等。②局部因素，如鼻中隔偏曲、慢性鼻炎、鼻息肉等鼻腔慢性疾病；邻近的感染病灶，如慢性化脓性鼻窦炎、慢性扁桃体炎等。

　　病毒侵入机体后潜伏期为 1 ~ 3 天。初期表现鼻内干燥、灼热感或痒感和喷嚏，继而出现鼻塞、水样鼻涕、嗅觉减退和闭塞性鼻音。继发细菌感染后，鼻涕变为黏液性、黏脓性或脓性。全身症状因个体而异，轻重不一，亦可进行性加重。多数表现全身不适、倦怠、头疼、发热等。小儿全身症状较重，多有高热，甚至惊厥，常伴有呕吐、腹泻等消化道症状。若无并发症，上述症状逐渐减轻乃至消失，病程约 7 ~ 10 天。

　　鼻腔检查：鼻黏膜充血、肿胀，下鼻甲充血、肿大。总鼻道或鼻底有较多分泌物，初期为水样，以后逐渐变为黏液性、黏脓性或脓性。

治疗原则以支持和对症治疗为主，同时注意预防并发症。多以局部治疗为主，鼻内用减充血剂，可改善鼻通气，促进鼻分泌物排出；全身给予抗病毒药、支持疗法及对症治疗。合并细菌感染者，可加用抗生素。

本病中医称为"伤风鼻塞"，是由于邪气外袭，侵犯肌表所致的外感疾病。

一、中医病因病机分析及常见证型

风为百病之长，常挟寒携热侵袭人体。本病多因气候变化，寒热不调，或生活起居不慎，过度疲劳，使正气虚弱，风邪乘虚侵袭而为病。初起属风寒居多，继则寒郁化热而呈风热之候，亦可直接感受风热之邪为病。因此本病之发，又有风寒、风热之分。

二、辨证选择中成药

1. 风寒犯鼻

【临床表现】鼻塞声重，喷嚏频作，流涕清稀，头痛，恶寒发热；舌淡红，苔薄白，脉浮紧。

【辨证要点】恶寒重，发热轻，鼻塞，鼻流清涕；舌淡红，苔薄白，脉浮紧。

【病机简析】肺开窍于鼻，外合皮毛。若风寒之邪外袭，皮毛受邪，肺失宣肃，风寒上犯，壅塞鼻窍而致病。风寒束表，肺卫失宣，邪壅鼻窍，故鼻塞声重、鼻黏膜淡红肿胀；风寒袭表，正气抗争，驱邪外出，故喷嚏频作；肺失肃降，水道不利，故流涕清稀；风寒束表，卫阳被郁，营卫失调，故见恶寒发热、头痛；舌质淡红、苔薄白、脉浮紧均为外感风寒之征。

【治法】辛温解表，散寒通窍。

【辨证选药】可选通宣理肺丸（颗粒、胶囊、片、口服液、膏）、桂枝颗粒（合剂）、风寒感冒颗粒、荆防颗粒（合剂）、感冒清热颗粒（胶囊、口服液）、感冒软胶囊、表实感冒颗粒、表虚感冒颗粒、胆香鼻炎片、鼻通宁滴剂等。

此类药品多选用麻黄、防风、羌活、藁本、川芎、白芷、细辛为主药，有疏风散寒，解表通窍之功。

2. 风热犯鼻

【临床表现】鼻塞较重，鼻流黏稠黄涕，鼻痒气热，喷嚏时作，发热，头痛，微恶风，口渴，咽痛，咳嗽痰黄；舌质红，苔薄黄，脉浮数。

【辨证要点】发热重，恶风轻，鼻塞，鼻流黏稠黄涕；舌质红，苔薄黄，脉浮数。

【病机简析】风热之邪，从口鼻而入，内犯于肺；或因风寒之邪束表，郁而化热犯肺，致肺气不宣，风热上犯鼻窍，鼻失宣畅而致病。风热外袭，肺失宣降，风热上扰鼻窍，故见鼻塞较重、鼻黏膜色红肿胀、鼻流黏黄涕、鼻痒气热、喷嚏时作；风热犯肺，肺气上逆，故咳嗽痰黄；发热、恶风、头痛、口渴、咽痛、舌质红、舌苔薄黄、脉浮数均为风热犯肺之征。

【治法】疏风清热，宣肺通窍。

【辨证选药】可选辛夷鼻炎丸、鼻炎康片、鼻炎片、鼻渊舒胶囊（口服液）、鼻炎滴剂（喷雾剂）、感冒清片（胶囊）、香菊胶囊（片、颗粒）、康乐鼻炎片、千柏鼻炎片（胶囊）、苍耳子鼻炎胶囊

（滴丸）、鼻炎糖浆、滴通鼻炎水、风热感冒颗粒、藿胆丸（片、滴丸）、通窍鼻炎片（胶囊、颗粒）、复方鼻炎膏等。

此类药品多选用银花、连翘、荆芥、桔梗、苍耳子、辛夷、薄荷、白芷等为主药，达到疏风清热，宣肺通窍的作用。

三、用药注意

临床选药须辨证论治，根据不同证型选择相应的药物，才能收到较为满意的疗效。患者宜适当休息，多喝水，饮食宜清淡，切忌肥甘油腻食物，有便秘者可给予缓泻剂；鼻塞时，勿强力擤鼻，以防邪毒窜入耳窍，引发耳疾；锻炼身体，适当户外运动，增强机体抵抗力；感冒流行期间尽量不出入公共场所，注意居室通风；还需避风寒，防重感；随时监测体温，高热者可在医师指导下内服解热发汗药。合并细菌感染或有并发症时，合并使用抗生素类药物。如正在服用其他药品，应当告知医师或药师。不宜在服药期间同时服用滋补性中成药。服药3天后症状无改善，或症状加重，或出现新的严重症状如胸闷、心悸等应立即停药，并去医院就诊。用药需全程治疗，避免症状减轻即停止用药，否则易发展为慢性鼻炎。药品贮藏需按说明存于阴凉干燥处，性状发生改变时禁止服用。药品必须妥善保管，放在儿童不能接触的地方，以防发生意外。儿童若需用药，务必咨询医师，并必须在成人的监护下使用。严格按照用法用量服用。对于具体药品的饮食禁忌、配伍禁忌、妊娠禁忌、证候禁忌、病证禁忌、特殊体质禁忌、特殊人群禁忌等，各药品内容中均有详细介绍，用药前务必仔细阅读。

附一

常用治疗急性鼻炎的中成药药品介绍

（二）风寒犯鼻证常用中成药品种

通宣理肺丸（颗粒、胶囊、片、口服液、膏）

【处方】 紫苏叶、前胡、桔梗、苦杏仁、麻黄、甘草、陈皮、半夏（制）、茯苓、枳壳（炒）、黄芩。

【功能与主治】 解表散寒，宣肺止嗽。用于风寒束表、肺气不宣所致的感冒咳嗽，症见发热、恶寒、咳嗽、鼻塞流涕、头痛、无汗、肢体酸痛。

【用法与用量】

丸剂：口服。规格（1）大蜜丸，一次2丸；规格（2）水蜜丸，一次7g；规格（3）浓缩丸，一次8～10丸，一日2～3次。

颗粒剂：开水冲服。规格（1）、（2）一次1袋，一日2次。

胶囊：口服。一次2粒，一日2～3次。

片剂：口服。一次4片，一日2～3次。

口服液：口服。一次20ml，一日2～3次。

膏剂：口服。一次15g，一日2次。

【禁忌】 孕妇禁用。对本品过敏者禁用。

【注意事项】

1．忌烟、酒及辛辣、生冷、油腻食物。

2．风热或痰热咳嗽、阴虚干咳者不适用。

3．支气管扩张、肺脓疡、肺心病、肺结核患者出现咳嗽时应去医院就诊。

4. 高血压、心脏病患者慎用。有肝病、糖尿病、肾病等慢性病严重者应在医师指导下服用。

5. 服药期间，若患者发热体温超过38.5℃，或出现喘促气急者，或咳嗽加重、痰量明显增多者应去医院就诊。

6. 过敏体质者慎用。

【规格】

丸剂：（1）每丸重6g，（2）每100丸重10g，（3）每8丸相当于原药材3g。

颗粒剂：每袋装（1）3g，（2）9g。

胶囊：每粒装0.36g。

片剂：每片重0.3g。

口服液：每支装10ml。

膏剂：每瓶装60g。

【贮藏】密封。

【药理毒理】通宣理肺丸有抑制细菌、病毒的作用。

药理研究证明，紫苏水浸液对葡萄球菌、痢疾杆菌、大肠杆菌等有抑制作用，紫苏煮剂用于预防感冒有良好的效果，提示对感冒病毒亦有抑制作用。麻黄挥发油对流感病毒有抑制作用，黄芩体外抗菌试验对伤寒杆菌、葡萄球菌、肺炎双球菌、流感病毒有抑制作用。因此本品对感冒的预防有积极的意义[1]。

【临床报道】有研究将226感冒患者分为两组，其中治疗组112例，服用通宣理肺丸，每丸重6g，每次2丸，每天3次，温开水送服；对照组114例，服用速效伤风胶囊，每次1～2粒，每天3次，3天为一疗程。治疗组显效66例，有效37例，无效9

例，总有效率为 91.9%；对照组显效 61 例，有效 40 例，无效 13 例，总有效率 88.6%[1]。

【参考文献】

[1] 曹永莉.通宣理肺丸治疗感冒 112 例 [J].新中医，2002，34（10）：65.

桂枝颗粒（合剂）

【处方】 桂枝、白芍、生姜、甘草、大枣。

【功能与主治】 解肌发表，调和营卫。用于外感风邪，头痛发热，鼻塞干呕，汗出恶风。

【用法与用量】

颗粒剂：开水冲服。一次 1 袋，一日 3 次

合剂：口服。一次 10 ～ 15ml，一日 3 次。

【禁忌】 对本品过敏者禁用。

【注意事项】

1．表实无汗者或温病内热口渴者忌用。

2．忌烟、酒及辛辣、生冷、油腻食物。

3．有高血压、心脏病、肝病、糖尿病、肾病等慢性病严重者应在医师指导下服用。

4．过敏体质者慎用。

【规格】

颗粒剂：每袋装 5g。

合剂：每瓶装 100ml。

【贮藏】 密封，置阴凉处。

【药理毒理】 桂枝汤有调节汗腺分泌、调节体温、抗炎、抗病

毒和调节免疫等作用。

·**调节汗腺分泌的作用** 桂枝汤煎剂灌胃，能增加正常大鼠足跖部的汗腺分泌，抑制安痛定所致的汗腺分泌亢进和拮抗阿托品引起的汗腺分泌减少[1]。

·**调节体温作用** 桂枝汤煎剂灌胃，能降低酵母致发热大鼠的体温，又能对抗安痛定所致的大鼠体温过低[2-4]。

·**抗炎作用** 桂枝汤煎剂灌胃，能抑制小鼠角叉菜胶性足肿胀、二甲苯所致皮肤毛细血管通透性增加[5]。

·**抗病毒作用** 桂枝汤煎剂灌胃给药 5 天，能减轻滴鼻感染流感病毒亚甲型鼠肺适应株 FM1 所致小鼠肺部炎症，降低死亡率[6]。

·**对免疫功能的调节作用** 桂枝汤煎剂灌胃给药 5 天，能抑制小鼠玫瑰花环形成细胞的形成，对抗绵羊红细胞、牛血清白蛋白、二硝基氯苯引起的迟发型超敏反应，抑制淋巴细胞对 ConA 和 LPS 引起的增殖反应；对免疫功能已呈抑制的病毒感染小鼠，可提高其巨噬细胞吞噬功能、血清凝集素、溶血素效价和外周血中 T 细胞百分率，使之恢复到正常；对左旋咪唑处理免疫功能已增强的小鼠，则作用相反，可使之恢复正常水平[6-7]。

【参考文献】

[1] 富杭育，贺玉琢，李晓芹，等.桂枝汤对汗腺分泌的实验研究 [J].中西医结合杂志，1991，11（1）：34.

[2] 富杭育，周爱香，查显元，等.桂枝汤对体温双向调节作用的机理探讨 [J].中药药理与临床，1994，10（4）：1.

[3] 富杭育，周爱香，郭淑英.桂枝汤对体温双向调节作用的机理探讨 [J].中药药理与临床，1994，10（3）：1.

[4] 富杭育，周爱香，郭淑英，等.桂枝汤对体温双向调节作

用的机理探讨 [J]. 中药药理与临床，1995，11（2）：1.

[5] 曹伟春. 桂枝汤的药理作用研究进展 [J]. 中成药，1991，13（8）：33.

[6] 吕秀风，朱洪荫，谢蜀生，等. 桂枝汤免疫抑制作用的实验研究 [J]. 中西医结合杂志，1989，9：283.

[7] 卢长安，富杭育，田甲丽，等. 桂枝汤的药理学研究（六）[J]. 中药药理与临床，1990，6（1）：2.

风寒感冒颗粒

【处方】麻黄、葛根、桂枝、防风、紫苏叶、白芷、桔梗、苦杏仁、陈皮、干姜、甘草。

【功能与主治】解表发汗，疏风散寒。用于风寒感冒，发热，头痛，恶寒，无汗，咳嗽，鼻塞，流清涕。

【用法与用量】口服。一次1袋，一日3次；小儿酌减。

【禁忌】对本品过敏者禁用。

【注意事项】

1. 忌烟、酒及辛辣、生冷、油腻食物。

2. 风热感冒者不适用，其表现为发热重，微恶风，有汗，口渴，鼻流浊涕，咽喉红肿热痛，咳吐黄痰。

3. 糖尿病患者及有高血压、心脏病、肝病、肾病等慢性病严重者，孕妇或正在接受其他治疗的患者，均应在医师指导下服用。

4. 过敏体质者慎用。

【规格】每袋装8g。

【贮藏】密闭，防潮。

荆防颗粒（合剂）

【处方】 荆芥、防风、羌活、独活、柴胡、前胡、川芎、枳壳、茯苓、桔梗、甘草。

【功能与主治】 发汗解表，散风祛湿。用于风寒感冒，头痛身痛，恶寒无汗，鼻塞清涕，咳嗽白痰。

【用法与用量】

颗粒剂：开水冲服。一次 1 袋，一日 3 次。

合剂：口服。一次 10 ~ 20ml，一日 3 次，用时摇匀。

【禁忌】 对本品过敏者禁用。

【注意事项】

1．忌烟、酒及辛辣、生冷、油腻食物。

2．风热感冒者不适用，其表现为发热重，微恶风，有汗，口渴，鼻流浊涕，咽喉红肿热痛，咳吐黄痰。

3．糖尿病患者及有高血压、心脏病、肝病、肾病等慢性病严重者，孕妇或正在接受其它治疗的患者，均应在医师指导下服用。

4．过敏体质者慎用。

【规格】

颗粒剂：每袋装 15g。

合剂：（1）每支装 10ml，（2）每瓶装 100ml。

【贮藏】 密封，置阴凉干燥处。

感冒清热颗粒（胶囊、口服液）

【处方】 荆芥穗、薄荷、防风、柴胡、紫苏叶、葛根、桔梗、苦杏仁、白芷、苦地丁、芦根。

【功能与主治】 疏风散寒，解表清热。用于风寒感冒，头痛发热，恶寒身痛，鼻流清涕，咳嗽咽干。

【用法与用量】

颗粒剂：开水冲服。规格（1）、（2）、（3）一次1袋，一日2次。

胶囊：口服。一次3粒，一日2次。

口服液：口服。一次1支，一日2次。

【注意事项】

1．忌烟、酒及辛辣、生冷、油腻食物。

2．风热感冒者不适用，其表现为发热重，微恶风，有汗，口渴，鼻流浊涕，咽喉红肿热痛，咳吐黄痰。

3．有高血压、心脏病、肝病、糖尿病、肾病等慢性病严重者，孕妇或正在接受其它治疗的患者，均应在医师指导下服用。

【规格】

颗粒剂：每袋装（1）3g，（2）6g，（3）12g。

胶囊：每粒装0.45g。

口服液：每支装10ml。

【贮藏】 密封。

【药理毒理】 感冒清热颗粒具有抑制体温、抗病毒、抗菌、抗炎镇痛、增加免疫力作用。

·**对体温的抑制作用** 实验证明本品对发热大鼠和家兔体温有明显的抑制作用，以大剂量为明显，并呈一定的量效关系[1]。

·**对病毒的作用** 感冒清热颗粒（又名"感冒冲"）对小鼠抗病毒试验结果表明：本品具有一定抗病毒作用，可以改善感染小鼠的生命质量，延长生存时间，降低死亡率[1]。

·对病原菌的作用 感冒清热颗粒对革兰氏阳性菌中多株金黄色葡萄球菌有一定抗菌活性。革兰氏阴性菌中铜绿假单胞菌、大肠埃希杆菌的抗菌活性较弱。以体外有明显抑菌作用的菌株金黄色葡萄球菌做小鼠体内接种，结果表明，感冒清热颗粒具有明显降低感染小鼠死亡率的作用[1]。

·抗炎镇痛作用 感冒清热颗粒能明显抑制醋酸引起小鼠疼痛的扭体反应，对反应的潜伏期无明显影响；大剂量对巴豆油所致小鼠耳肿胀有明显的抑制作用；可明显抑制注射蛋清所致局部的急性炎症反应，并有一定的量效关系[1]。

·对免疫功能的影响 感冒清热颗粒能明显增强小鼠外周淋巴细胞的吞噬能力，大中剂量组有明显作用，与对照组相比差异有显著性，并有一定的量效关系。大剂量对小鼠 T 细胞增殖能力有明显的促进作用，明显高于对照组（$P < 0.05$）[1]。

【参考文献】

[1] 高益民. 感冒清热颗粒上市后再评价 [J]. 首都医药，2006，9：48-49.

感冒软胶囊

【处方】 麻黄、桂枝、荆芥穗、黄芩、苦杏仁、羌活、川芎、防风、白芷、石菖蒲、葛根、薄荷、当归、桔梗。

【功能与主治】 散风解热。用于外感风寒引起的头痛发热，鼻塞流涕，恶寒无汗，骨节酸痛，咽喉肿痛。

【禁忌】 对本品过敏者禁用。

【用法与用量】 口服。一次 2～4 粒，一日 2 次。

【注意事项】

1．忌烟、酒及辛辣、生冷、油腻食物。

2．肝病、糖尿病、肾病等慢性病严重者应在医师指导下服用。

3．高血压、心脏病患者慎用。

4．年老体弱者、孕妇应在医师指导下服用。

5．过敏体质者慎用。

【规格】 每粒装 0.425g（相当于总药材 1.8g）。

【贮藏】 密封。

【临床报道】 选取主要表现为鼻塞喷嚏、流涕、咽干咽痛、咳嗽、发热、头痛、全身酸痛、乏力纳差的患者 100 例，随机分为治疗组（75 例）口服感冒软胶囊，每次 4 粒，每日 2 次；对照组（25 例）口服感冒清热冲剂，每次 1 袋，每日 2 次。两组均 3d 为一疗程。结果：治疗组痊愈 14 例，显效 26 例，有效 27 例，无效 8 例，愈显率为 53.33%，总有效率为 89.33%；对照组痊愈 4 例，显效 8 例，有效 9 例，无效 4 例，疗效愈显率为 48%，总有效率为 84%。感冒软胶囊能改善风寒感冒所致的发热、恶寒、头痛、鼻塞、流涕、无汗、骨节酸痛、咽喉肿痛等症状，与对照组疗效相似。感冒软胶囊治疗风寒型感冒所致的不同程度的发热与对照组无差异。治疗组与对照组退热时间比较无差异。感冒软胶囊治疗风寒感冒轻度与中重度的疗效与对照组无显著差异，疗效类似。临床验证期间，未出现临床不良反应，经血、尿常规检测无不良影响，使用安全[1]。

【参考文献】

[1] 赵铁良.感冒软胶囊治疗风寒感冒临床验证 [J]. 中国中医

药信息杂志，2001，8（7）：52-53.

表实感冒颗粒

【处方】紫苏叶、葛根、白芷、麻黄、防风、桔梗、苦杏仁（炒）、生姜、甘草、桂枝、陈皮。

【功能与主治】发汗解表，祛风散寒。用于感冒风寒表实证，症见恶寒重，发热轻，无汗，头项强痛，鼻流清涕，咳嗽，痰白稀。

【用法与用量】开水冲服。一次10～20g，一日2～3次；儿童酌减。

【注意事项】汗出勿令太过。忌油腻。高血压、心脏病患者慎用。

【规格】每袋装10g。

【贮藏】密封。

表虚感冒颗粒

【处方】桂枝、葛根、白芍、苦杏仁（炒）、生姜、大枣。

【功能与主治】散风解肌，和营退热。用于感冒外感风寒表虚证，症见发热恶风，有汗，头痛项强，咳嗽痰白，鼻鸣干呕，苔薄白，脉浮缓。

【用法与用量】开水冲服。一次10～20g，一日2～3次。

【注意事项】

1．服药后多饮热开水或热粥，覆被保暖，取微汗，不可发大汗，慎防重感。

2．忌食生冷、油腻。

【规格】每袋装10g。

【贮藏】密封，置干燥处。

胆香鼻炎片

【处方】猪胆汁膏、广藿香、白芷、苍耳子、鹅不食草、荆芥、金银花、野菊花、薄荷脑。

【功能与主治】消炎清热，祛风散寒，通窍止痛。用于慢性单纯性鼻炎、过敏性鼻炎、急慢性鼻炎、副鼻窦炎。

【用法与用量】口服。一次 4 片，一日 3 次。

【规格】每片重 0.3g。

【贮藏】密封。

鼻通宁滴剂

【处方】鹅不食草、辛夷。

【功能与主治】通利鼻窍。用于鼻塞不通。

【用法与用量】滴鼻。一次 1～2 滴，一日 2～3 次。

【禁忌】

1．本品为外用滴鼻药，忌滴眼及内服。

2．对本品过敏者禁用。

【注意事项】

1．本品仅用于感冒鼻炎所引起的鼻塞，不可长期应用。

2．过敏体质者慎用。

【规格】每支装 10ml。

【贮藏】密闭，遮光。

（二）风热犯鼻证常用中成药品种

辛夷鼻炎丸

【处方】 辛夷、薄荷、紫苏叶、甘草、广藿香、苍耳子、鹅不食草、板蓝根、山白芷、防风、鱼腥草、菊花、三叉苦。

【功能与主治】 祛风宣窍，清热解毒。用于风热上攻、热毒蕴肺所致的鼻塞、鼻流清涕或浊涕、发热、头痛；慢性鼻炎、过敏性鼻炎、神经性头痛见上述证候者。

【用法与用量】 口服。一次 3g，一日 3 次。

【禁忌】 对本品过敏者禁用。

【注意事项】

1. 忌辛辣、鱼腥食物。

2. 用药后如感觉唇部麻木应停药。

3. 过敏体质者慎用。

【规格】 每 10 丸重 0.75g。

【贮藏】 密封。

【药理毒理】 辛夷鼻炎丸具有抗病毒及抗炎的作用。长期、大量服用辛夷鼻炎丸可能对肝脏产生不同程度的损伤。

· **抗病毒作用** 实验通过甲 1 型流感病毒滴鼻致小鼠感染，结果与模型组相比，应用辛夷鼻炎丸组小鼠的存活率明显升高且肺指数明显下降，提示辛夷鼻炎丸具有抗病毒和保护肺组织的作用[1]。

· **抗炎作用** 在抗炎实验中，辛夷鼻炎丸在 60min、120min 时，对足肿胀有明显抑制作用，且有显著性差异，同时使耳肿胀度明显降低，即辛夷鼻炎丸能抑制蛋清致大鼠足肿胀及二甲苯致小鼠耳肿胀，即具有一定的抗炎作用[1]。辛夷鼻炎丸（生药）6.13g/kg、24.53g/kg 可显著降低小鼠二甲苯所致的耳肿胀度；3.75g/kg、7.5g/kg 和 15g/kg 可显著降低大鼠角叉菜胶致足肿胀度；24.53g 生药 /kg 可显著降低小鼠腹腔毛细血管通透性，15g/kg 可显著抑制大鼠棉球肉芽肿形成。结论为辛夷鼻炎丸对急、慢性炎症均具有抑制作用[2]。

· **对肝功能的影响**　按体重随机将小鼠分为低、中、高剂量组（各组给药量分别为 1.17g/kg、2.34g/kg、4.68g/kg，分别相当于成人 1d 剂量的 1、2、4 倍）及苍耳子组（给药量为 1.04g/kg，相当于成人 1d 用量）、空白组（给予等体积生理盐水），每组 12 只。每周测量 1 次小鼠体重，根据体重变化调整给药量。各组疗程均为 40d。实验证明各剂量组均能增加模型小鼠的体重，组间差异显著（$P < 0.01$），但随着剂量增加，体重的增加幅度逐渐下降；各组肝脏指数无显著性差异。各组 AST、ALT 值均升高，其中低、中剂量组和苍耳子组与空白对照组比较，ALT 值显著升高（$P < 0.05$）。病理组织学见肝细胞索肿胀、少量细胞水肿、肝组织结构排列紊乱、细胞核破碎、血窦扩张，其中高剂量组肝细胞坏死较严重，面积较大。结论：长期、大量服用辛夷鼻炎丸可能对肝脏产生不同程度的损伤，应引起注意[3]。

【参考文献】

[1] 詹延章，洪晓锋 . 辛夷鼻炎丸抗病毒作用及抗炎作用考察 [J]. 中国药师，2012，15（2）：269-271.

[2] 曹柳英，梁瑞燕，潘华新，等 . 辛夷鼻炎丸抗炎作用实验研究 [J]. 广州医药，2005，36（2）：74-76.

[3] 刘树民，姚珠星，徐颖，等 . 辛夷鼻炎丸对肝功能影响的实验研究 [J]. 中国药房，2007，18（12）：890-891.

鼻炎康片

【处方】 广藿香、苍耳子、鹅不食草、麻黄、野菊花、当归、黄芩、猪胆粉、薄荷油、马来酸氯苯那敏。

【功能与主治】 清热解毒，宣肺通窍，消肿止痛。用于风邪蕴肺所致的急、慢性鼻炎，过敏性鼻炎等。

【用法与用量】 口服。一次 4 片，一日 3 次。

【注意事项】

1．忌辛辣、鱼腥食物。

2．孕妇慎用。

3．凡过敏性鼻炎属虚寒证者慎用。

4．高血压、心脏病等慢性病患者应在医师指导下服用。

5．用药期间不宜驾驶车辆、管理机器及高空作业等。

【规格】 每片重 0.37g（含马来酸氯苯那敏 1mg）。

【贮藏】 密封。

【药理毒理】 鼻炎康片具有抗炎、抗过敏、镇痛及抑菌作用。

实验将 SD 大鼠随机分为 5 组：空白对照组（生理盐水组），鼻炎康高剂量组（3.50g/kg）、中剂量组（1.75g/kg）、低剂量组（0.876g/kg）及阿司匹林（0.20g/kg）或罗通定（0.02g/kg）阳性对照组，结果证明鼻炎康片具有以下作用：

·抗炎作用

（1）鼻炎康片对大鼠棉球肉芽肿的影响　与空白对照组比，鼻炎康各剂量均能减少大鼠肉芽肿质量（$P < 0.01$），显示较好

的抗炎效果，其中鼻炎康高剂量的抗炎效果接近阿司匹林阳性对照组[1]。

（2）鼻炎康片对二甲苯所致小鼠耳郭肿胀的影响　鼻炎康各剂量及阳性对照药均能显著抑制二甲苯所致小鼠耳郭肿胀率，与空白对照组比较有统计学意义（$P < 0.01$），提示鼻炎康具有较好的抗炎效果，其中高剂量鼻炎康抑制肿胀的效果接近阿司匹林[1]。

（3）鼻炎康片对小鼠毛细血管通透性的影响　与空白对照组比较，鼻炎康各剂量能显著降低醋酸所致小鼠腹腔毛细血管通透性升高（$P < 0.01$），说明鼻炎康具有较好的抗炎效果[1]。

· **抗过敏作用**　与空白对照组比较，鼻炎康各剂量对大鼠被动皮肤过敏反应均有显著的抑制作用（$P < 0.01$），提示鼻炎康具有较好的抗过敏效果[1]。

· **镇痛作用**

（1）鼻炎康片对醋酸刺激引起小鼠扭体反应的影响　鼻炎康各剂量组对乙酸引起的小鼠扭体反应均有显著的抑制作用，与空白对照组比较有统计学意义（$P < 0.01$），表明鼻炎康有一定的镇痛作用[1]。

（2）鼻炎康片对热板刺激引起小鼠疼痛反应的影响　鼻炎康各剂量均能显著抑制热板刺激诱导的小鼠疼痛反应，表现为痛阈值升高，与空白对照组比较有统计学意义（$P < 0.01$）[1]。

· **抑菌作用**　鼻炎康在体外对肺炎链球菌、肺炎克雷伯杆菌、乙型溶血性链球菌、甲型溶血性链球菌、金黄色葡萄球菌、大肠杆菌均有一定的抑菌作用，而对变形杆菌无明显抑制作用[1]。

【参考文献】

[1] 金桂芳，张文军，谭毓治 . 鼻炎康片抗炎镇痛药效研究 [J]. 中药材，2009，32（7）：1108-1111.

鼻炎片

【处方】 苍耳子、辛夷、防风、连翘、野菊花、五味子、桔梗、白芷、知母、荆芥、甘草、黄柏、麻黄、细辛。

【功能与主治】 祛风宣肺，清热解毒。用于急、慢性鼻炎风热蕴肺证，症见鼻塞、流涕、发热、头痛。

【用法与用量】 口服。一次 3～4 片（糖衣片）或 2 片（薄膜衣片），一日 3 次。

【禁忌】 对本品过敏者禁用。

【注意事项】

1．忌烟酒、辛辣、鱼腥食物。

2．高血压、心脏病患者慎用。有肝病、糖尿病、肾病等慢性病严重者应在医师指导下服用。

3．孕妇、哺乳期妇女、年老体弱、脾虚便溏者应在医师指导下服用。

4．本品不宜长期服用。

5．过敏体质者慎用。

【规格】 薄膜衣片每片重 0.5g。

【贮藏】 密封。

【药理毒理】 鼻炎片能够对抗组织胺所引起的毛细血管通透性增高，抑制肉芽组织增生和过敏反应。

·**对抗毛细血管通透性增高**　鼻炎片能显著对抗二甲苯所致的小鼠耳肿胀、对抗角叉菜胶所致的足肿胀、对抗组织胺所引起的毛细血管通透性增高[1]。

·**抑制肉芽组织增生和过敏反应**　鼻炎片灌胃给药能明显抑

制二甲苯所致小鼠耳肿胀和蛋清所致大鼠足爪肿胀；并可显著性抑制异物所致大鼠的肉芽增生，对小鼠被动皮肤过敏反应也有显著的抑制作用[2]。

【临床报道】临床应用鼻炎片治疗急性鼻炎 20 例，显效 14 例，占 70%，有效 6 例，占 30%[3]。

【参考文献】

[1] 孙志浩，董德利.鼻炎片的抗炎作用研究 [J].黑龙江医药，2003，16（2）：104-105.

[2] 曾凡波，崔小瑞，范颖，等.鼻炎片药效研究 [J].中药药理与临床，2000，16（6）：33-34.

[3] 陈贞鑫.鼻炎片治疗鼻炎、鼻窦炎的疗效观察 [J].中国乡村医药杂志，2005，12（9）：53.

鼻渊舒胶囊（口服液）

【处方】辛夷、苍耳子、栀子、黄芩、黄芪、川芎、柴胡、细辛、薄荷、川木通、茯苓、白芷、桔梗。

【功能与主治】疏风清热，祛湿通窍。用于急性鼻炎肺经风热证及急性鼻窦炎胆腑郁热证。多用于治疗鼻炎、伤风鼻塞等范畴之鼻部疾病者（鼻涕浓稠、量多、口苦心烦、头昏、胸闷、鼻塞、头痛涕多、鼻甲充血、肿胀等）。

【用法与用量】

胶囊：口服。一次 3 粒，一日 3 次，7 天一疗程；或遵医嘱。

口服液：口服。一次 10ml，一日 2～3 次，7 天一疗程。

【注意事项】

1．孕妇慎用。

2. 口服液久存若有少量沉淀，请摇匀后服用。

【规格】

胶囊：每粒装 0.3g。

口服液：每支装 10ml。

【贮藏】 密封。

【药理毒理】 本品具有解热镇痛、抑制过敏反应、调节免疫功能、抑菌、抗病毒的作用。

• **解热镇痛作用** 本品对大鼠角叉菜胶性足肿胀和小鼠二甲苯所致耳郭肿胀均有显著抑制作用，对发热家兔有较为明显的解热作用，对小鼠有明显的镇痛作用[1]。

• **抑制过敏反应** 本品对二硝基氯苯斑贴试验（DNCB）所致小鼠迟发过敏反应有明显抑制作用；对大鼠同种被动皮肤过敏有明显抑制作用；对小鼠耳郭异种被动皮肤过敏反应也有一定抑制作用[1]。

• **调节免疫功能** 本品能促进小鼠溶血素抗体生成，显著促进小鼠全血细胞吞噬功能，明显促进小鼠外周血 T 淋巴细胞和 B 淋巴细胞的转化率，提高小鼠炭粒廓清功能，对小鼠红细胞免疫有明显的促进作用[1]。

• **抑菌、抗病毒的作用** 本品对溶血性链球菌、肺炎双球菌、金黄色葡萄球菌及其耐药菌株、表皮葡萄球菌、绿脓杆菌、大肠杆菌、白色念珠菌、变形杆菌等有较好抑制作用；本品还有抗病毒作用，对呼吸道合胞病毒（RSV）和腺病毒（ADV）3 型、7 型均有灭活作用[1]。

用打孔法和试管连续稀释法观察鼻渊舒口服液对金黄色葡萄球菌、溶血性链球菌、肺炎球菌、大肠杆菌、卡他球菌类、白喉杆菌的抑菌作用。结果鼻渊舒口服液对金黄色葡萄球菌、溶血性链球菌、肺炎球菌、卡他球菌类、白喉杆菌均有明显的抑制作用[2]。

【参考文献】

[1] 刘慧莲，赖先荣，甘涛 . 鼻渊舒胶囊 [J]. 中国新药杂志，1999，8（8）：547-548.

[2] 许必芳，熊大经，衰晓辉 . 鼻渊舒口服液体外抑菌作用的研究 [J]. 时珍国医国药，2005，16（2）：117.

鼻炎滴剂（喷雾剂）

【处方】 盐酸麻黄碱、黄芩甙、金银花提取液、辛夷油、冰片。

【功能与主治】 散风，清热，清窍。用于风热蕴肺型急慢性鼻炎。

【用法与用量】

滴剂：滴鼻。一次 2～4 滴，一日 2～4 次，1 个月为一疗程。

喷雾剂：喷入鼻腔内。规格（1）、（2）一次 1～2 下，一日 2～4 次，1 个月为一疗程。

【禁忌】

1. 高血压、动脉硬化、心绞痛、甲状腺功能亢进等患者禁用。

2. 孕妇和哺乳期妇女禁用。

3. 对本品过敏者禁用。

【注意事项】

1. 忌辛辣、鱼腥食物。

2. 本品含盐酸麻黄碱，运动员慎用，青光眼、前列腺肥大及老年患者应在医师指导下使用。服用后如有头晕、头痛、心动过速、多汗等症状应咨询医师或药师。

3．过敏性鼻炎属虚寒证者慎用。

4．高血压、心脏病等慢性病患者应在医师指导下使用。

5．过敏体质者慎用。

【规格】

滴剂：每瓶装 5ml（每 1ml 含黄芩甙 20mg）。

喷剂：每瓶装（1）10ml，（2）5ml（每 1ml 含黄芩甙 20mg、盐酸麻黄碱 5mg）。

【贮藏】 遮光，密闭。

【药理毒理】 本品具有抑菌抗病毒、抗炎、解热镇痛的作用。

·**抑菌、抗病毒的作用** 药理实验表明本品安全无副作用，皮下刺激、黏膜刺激实验结果为无刺激性反应，对黏膜无损伤。对肺炎双球菌、金色葡萄球菌、白色葡萄球菌及绿脓杆菌均有一定的杀菌作用，对前三种的杀菌作用更强，抗菌范围比青霉素 G 钾更广泛，杀死绿脓杆菌的作用与庆大霉素 10 单位 /ml 相当[1]。鼻炎滴剂在体外对肺炎链球菌、肺炎克雷伯杆菌、乙型溶血性链球菌、甲型溶血性链球菌、金黄色葡萄球菌均有较强的抗菌作用[2]。

·**抗炎作用** 鼻炎滴剂能显著降低大鼠组胺性鼻炎鼻黏膜毛细血管通透性，对二甲苯所致的小鼠耳郭肿胀均有非常显著的抑制作用，对慢性炎症大鼠棉球肉芽肿和角叉菜胶所致大鼠足肿胀有显著的抑制作用[2]。

·**解热镇痛** 鼻炎滴剂对伤寒、副伤寒甲、乙菌苗所引起的大鼠实验性发热有显著的解热作用，鼻炎滴剂能降低兔耳灌流量，显示收缩血管的作用[2]。

【临床报道】 临床研究以鼻炎滴剂治疗急性鼻炎 45 例，显效

39 例，有效 5 例，无效 1 例，总有效率 97.78%[3]。

【参考文献】

[1] 梁松友. 鼻炎滴剂 [N]. 新药介绍，1981，7（4）.

[2] 金桂芳，张文军，谭毓治. 鼻炎滴剂抗炎消肿药效学研究 [J]. 广东药学院学报，2009，25（3）：295-298.

[3] 卢望苏，胡雨田.“鼻炎滴剂”治疗鼻炎 213 例 [J]. 上海中医，2004，4：23-24.

感冒清片（胶囊）

【处方】 南板蓝根、大青叶、金盏银盘、岗梅、山芝麻、对乙酰氨基酚、穿心莲叶、盐酸吗啉胍、马来酸氯苯那敏。

【功能与主治】 疏风解表，清热解毒。用于风热感冒，发热，头痛，鼻塞流涕，喷嚏，咽喉肿痛，全身酸痛等症。

【用法与用量】

片剂：口服。一次 3 ～ 4 片，一日 3 次。

胶囊：口服。一次 1 ～ 2 粒，一日 3 次。

【禁忌】

1. 对本品及辅料过敏者禁用。

2. 接受单胺氧化酶抑制剂治疗者禁用。

【注意事项】

1. 用药期间不宜驾驶车辆，管理机械及高空作业等。

2. 本品含有对乙酰氨基酚，其不良反应：①一般剂量较少引起不良反应，对胃肠刺激小，不会引起胃肠出血，少数病例可发生粒细胞缺乏症、贫血、过敏性皮炎（皮疹、皮肤瘙痒等）、肝炎或血小板减少症等；②长期大量用药，尤其是在肾功能低下者，可出现肾绞痛或急性肾功能衰竭（少尿、尿毒症）或慢性肾功能衰竭（镇痛药性肾病）。

3．交叉过敏反应：对阿司匹林过敏者对本品一般不发生过敏反应。但有报告在因阿司匹林过敏发生哮喘的患者中，少数（＜5%）可于服用本品后发生轻度支气管痉挛性反应。

4．本品可通过胎盘，故应考虑到孕妇用本品后可能对胎儿造成的不良影响。

5．虽然哺乳期妇女服用本品后在乳汁中可达一定浓度，但在哺乳婴儿尿中尚未发现过本品或本品的代谢产物排出。

6．对诊断的干扰：①血糖测定，应用葡萄糖氧化酶/过氧化酶测定时可得假性低值，而用己糖激酶/6-磷酸脱氢酶法测定时则无影响；②血清尿酸测定，应用磷钨酸法测定时可得假性高值；③尿5-羟吲哚醋酸（5-HIAA）测定，应用亚硝基萘酚试剂做定性过筛试验时可得假阳性结果，定量试验不受影响；④肝功能试验，应用一次大剂量（＞8～10g）或长期应用较小剂量（＞3～5g/d）时，凝血酶原时间、血清胆红素浓度、血清乳酸脱氢酶浓度及血清氨基转移酶均可增高。

7．下列情况应慎用：①乙醇中毒，肝病或病毒性肝炎时，本品有增加肝脏毒性作用的危险；②肾功能不全，虽偶可用，但如长期大量应用，有增加肾脏毒性的危险；③不宜大量或长期用药以防引起造血系统和肝、肾损害。

8．逾量（一日量＞10g）中毒的处理：服用过量时应洗胃或催吐，并给予拮抗剂N-乙酰半胱氨酸，不得给活性碳，因后者可影响拮抗药的吸收；N-乙酰半胱氨酸开始用时按体重给予140mg/kg口服，然后以70mg/kg每4小时1次，共用17次；病情严重时可静脉给药，将药物溶于 5% 葡萄糖注射液 200ml 中静注，拮抗药宜尽早应用，12 小时内给药疗效满意，超过 24 小时疗效较差，治疗中应进行血药浓度监测，并给予其他疗法。如用血液透析或血液滤过，服用超量（包括中毒量）时，可很快出现恶心、呕吐、胃痛、腹泻、厌食及多汗等症状，且可持续 24 小时，2～4 天内可出现肝功能损害，表现为肝区疼痛、肝肿大或黄疸。第 3～5 天肝功能异常可达高峰，第 4～6 天可出现明显的肝功能衰竭，表现为肝性脑病（精神、神志障碍、燥动、嗜睡）、抽搐、呼吸抑制及昏迷等症状，以及凝血障碍、胃肠道出血、弥散性血管内凝血、低血糖、酸中毒、心律失常、循环衰竭或肾小管坏死，曾报道有人一次服用本品 8～15g 而导致严重肝坏死，并于数日内死亡。

9．本品含有马来酸氯苯那敏，其不良反应有：①嗜睡、疲劳、口干、咽干、咽痛，少见有皮肤瘀斑及出血倾向、腹泻、心悸；②少数患者出现药疹；③个别患者有烦躁、失眠等中枢兴奋症状，甚至可能诱发癫痫。

10．婴幼儿、孕妇、哺乳期妇女、闭角型青光眼、膀胱颈部或幽门十二指肠梗阻或消化性溃疡致幽门狭窄者、心血管疾病患者及肝功能不良者慎用。

11．老年人酌减量。

【规格】

片剂：每素片重 0.22g（含对乙酰氨基酚 12mg）。

胶囊：每粒装 0.5g（含对乙酰氨基酚 24mg）。

【贮藏】密封。

香菊胶囊（片、颗粒）

【处方】化香树果序（除去种子）、夏枯草、野菊花、黄芪、辛夷、防风、白芷、甘草、川芎。

【功能与主治】辛散祛风，清热通窍。用于急慢性鼻窦炎、鼻炎等。

【用法与用量】

胶囊：口服。一次 2 ～ 4 粒，一日 3 次。

片剂：口服。规格（1）、（2）一次 2 ～ 4 片，一日 3 次。

颗粒剂：口服。一次 3 ～ 6g，一日 3 次。

【注意事项】

1．忌辛辣、鱼腥食物。

2．孕妇慎用。

3．凡外感风寒之鼻塞、流清涕者，应在医师指导下使用。

【规格】

胶囊：每粒装 0.3g。

片剂：（1）素片每片重 0.3g，（2）薄膜衣片每片重 0.32g。

颗粒剂：每袋装 3g。

【贮藏】密封。

【临床报道】

1．临床选择易患上呼吸道感染，且 1 周以上常规药物疗效欠佳，以流涕、鼻炎为主要症状的患儿 48 例，年龄 2 ～ 13 岁，应用香菊胶囊治疗，结果：治愈 36 例（占 75%），好转 10 例（占 20%），无明显好转 2 例（占 5%），总有效率 95%，无效率 5%[1]。

2．临床应用香菊胶囊治疗感冒 60 例，显效 42 例，有效 16

例，无效2例，总有效率93.7%；对照组60例予以病毒灵治疗，结果显效30例，有效14例，无效16例，总有效率46.7%。2组退热与症状好转时间比较，结果表明，香菊胶囊退热效果好，症状消退比对照组提前，并发症少，治疗组与对照组比较差异显著，具有统计学意义（$P < 0.01$）[2]。

【参考文献】

[1] 肖艳芳，宋素玲，张爱军.香菊胶囊治疗儿童上呼吸道感染、鼻炎48例疗效观察 [J].中国社区医师，2011，13（30）：201.

[2] 郑淑立.香菊胶囊治疗感冒60例 [J].中国实用医药，2011，6（15）：172-173.

康乐鼻炎片

【处方】 苍耳子、辛夷、白芷、麻黄、穿心莲、黄芩、防风、广藿香、牡丹皮、薄荷脑、马来酸氯苯那敏。

【功能与主治】 疏风清热，活血驱瘀，祛湿通窍。用于外感风邪，胆经郁热，脾胃湿热而致的伤风鼻塞，鼻窒，鼽衄，鼻渊（急、慢性鼻炎，过敏性鼻炎，鼻窦炎）。

【用法与用量】 口服。一次4片，一日3次。

【注意事项】 个别患者服药后有轻度嗜睡现象。

【规格】 每片重0.31g（含马来酸氯苯那敏0.66mg）。

【贮藏】 密封。

千柏鼻炎片（胶囊）

【处方】 千里光、卷柏、羌活、决明子、麻黄、川芎、白芷。

【功能与主治】 清热解毒，活血祛风，宣肺通窍。用于风热犯肺，内郁化火，凝滞气血所致的鼻塞，鼻痒气热，流涕黄稠，或持续鼻塞，嗅觉迟钝；急慢性鼻炎、急慢性鼻窦炎见上述证候者。

【用法与用量】

片剂：口服。一次 3 ～ 4 片，一日 3 次。

胶囊：口服。一次 2 粒，一日 3 次，15 天为一疗程。症状减轻后，减量维持或遵医嘱。

【注意事项】

1．忌辛辣、鱼腥食物。

2．孕妇慎用。

3．有高血压、心脏病等慢性病者，应在医师指导下服用。

【规格】

片剂：每片重 0.3g。

胶囊：每粒装 0.5g。

【贮藏】 密封。

【药理毒理】 本品具有抗炎、降低毛细血管通透性、舒张血管增加血流量的作用，且毒性低，使用安全。

· **抗炎** 实验证明，本品对二甲苯所致的小鼠耳部炎症有明显抑制作用[1]。

· **降低毛细血管通透性，舒张血管增加血流量** 本品对组织胺所致的小鼠皮肤毛细血管通透性增高有对抗作用，与临床应用后鼻分泌物明显减少之效应相符[1]。对鼻炎引起的鼻分泌物增加、鼻塞、鼻黏膜充血红肿、嗅觉减退有明显疗效，总有效率达 93.4%。疗效时间为服药后第 3 ～ 4 天，疗效明显。鼻黏膜充血消退的疗效因上、中、下鼻甲病变严重程度及病程长短有明显差异，一般病程短及轻中型者效果更为明显[1]。本品还可舒张血管增加血流量[1]。

· **毒理** 安全实验提示本品毒性低，使用安全[1]。

【参考文献】

[1] 郭乡广，曾宪埠．千柏鼻炎片临床疗效分析 [J]．广州医药，1987，2：50-52

苍耳子鼻炎胶囊（滴丸）

【处方】 苍耳子浸膏粉、石膏浸膏粉、白芷浸膏粉、冰片、辛夷花挥发油、薄荷脑、辛夷花浸膏粉、黄芩浸膏粉。

【功能与主治】 疏风，清肺热，通鼻窍，止头痛。用于风热型鼻疾，包括急、慢性鼻炎，鼻窦炎，过敏性鼻炎。

【用法与用量】

胶囊：口服。一次 2 粒，一日 3 次。

滴丸：口服。一次 5g，一日 3 次。

【注意事项】 宜饭后服用，胃肠虚寒者慎用。

【规格】

胶囊：每粒装 0.4g。

滴丸：每丸重 43mg。

【贮藏】 密封。

鼻炎糖浆

【处方】 黄芩、白芷、麻黄、苍耳子、辛夷、鹅不食草、薄荷。

【功能与主治】清热解毒，消肿通窍。用于急性鼻炎。

【用法与用量】口服。一次 20ml，一日 3 次。

【注意事项】

1．过敏体质者慎用。

2．伤风鼻塞应及时调治，以免留邪诱发鼻窒。

3．用药后感觉唇部麻木者，应立即停药。

4．服药期间饮食宜清淡，忌食辛辣、油腻之品，并应戒烟戒酒。

5．运动员慎用或在医师指导下使用。

6．高血压患者、肝肾功能不全者慎用。

【规格】每瓶装 100ml。

【贮藏】密封，遮光。

滴通鼻炎水

【处方】蒲公英、细辛、黄芩、麻黄、苍耳子、石菖蒲、白芷、辛夷。

【功能与主治】祛风清热，宣肺通窍。用于伤风鼻塞，鼻窒（慢性鼻炎），鼻鼽（过敏性鼻炎），鼻渊（鼻窦炎）。

【用法与用量】外用喷鼻。除盖，喷颈向上伸入鼻前庭，一次 2～3 滴，一日 3～4 次。

【禁忌】

1．对本品过敏者禁用。

2．肝肾功能不全者禁用。

3．本品仅供滴鼻用，禁止内服。

4．对本品过敏者禁用。

【注意事项】

1．忌辛辣、生冷食物。

2．切勿接触眼睛，鼻黏膜损伤者慎用。

3．感冒发热患者不宜服用。

4．有高血压、心脏病、肝病、糖尿病、肾病等慢性病严重者应在医师指导下服用。

5．青春期少女及更年期妇女应在医师指导下服用。

6．平素月经正常，突然出现月经过少，或经期错后，或阴道不规则出血者应去医院就诊。

7．过敏体质者慎用。

【规格】每瓶装 10ml。

【贮藏】置阴凉处（不超过 20℃）。

【药理毒理】滴通鼻炎水具有抗炎作用，通过急性毒性试验、局部刺激试验、皮肤过敏试验、长期毒性试验证明本品安全可靠，对蛙黏膜纤毛的功能无明显影响。

• **抗炎作用**　肠系膜局部滴药引起大鼠血压 15 分钟内一过性升高，并使肠系膜微血管血流速度加快，毛细血管口径缩小，能有效收缩小血管，加快血流速度，对全身血压没有持续影响[1]。

采用小鼠耳片法、大鼠足跖肿胀法、大鼠肉芽组织增生试验，观察滴通鼻炎水的抗炎作用。结果：滴通鼻炎水可降低二甲苯引起的小鼠和角叉菜胶引起的大鼠的炎症，与对照组相比均有显著性差异（$P < 0.05$），说明滴通鼻炎水具有抗炎作用[2]。

• **安全性**　滴通鼻炎水（1.6g 总药材/ml）临床 4 倍浓度对 Wistar 大鼠滴鼻给药进行急性毒性试验、局部刺激试验、皮肤过敏试验、长期毒性试验。结果：急性毒性试验在滴药部位鼻腔黏膜及喉、气管、支气管黏膜亦未出现红肿、溃烂等刺激反应；未出现红斑、水肿等皮肤过敏情况；给大鼠鼻腔连续滴药 14 周，对大鼠外观体征、行为活动、体重均无明显影响，血液学、血液生化学检查各项指标和主要脏器系数未见明显异常，组织学检查亦未发现明显与本药物有关的病理损害。说明滴通鼻炎水临床 4 倍浓度、临床用浓度（0.40g 总药材 /ml），按拟定的剂量、用法与疗程使用是安全的[3]。

·对纤毛功能无明显影响 用蛙黏膜纤毛运动实验研究滴通鼻炎水对蛙口腔黏膜纤毛运动的影响，结果：在整体动物实验中，滴通鼻炎水常用浓度、高浓度组给药前后对蛙黏膜纤毛运动均无明显影响（$P > 0.05$）；在离体实验中，滴通鼻炎水常用浓度、高浓度组对蛙黏膜纤毛运动亦无明显影响（$P > 0.05$）；在半载体法实验中，滴通鼻炎水对蛙纤毛运动持续时间有明显缩短作用（$P < 0.05$），但作用强度显著弱于阳性对照药去氧胆酸钠。说明滴通鼻炎水在整体实验和离体实验中对蛙黏膜纤毛的功能无明显影响，但滴通鼻炎水浸润 30min 后对黏膜纤毛运动有抑制作用[4]。

【临床报道】临床观察伤风鼻塞患者（急性鼻炎）88 例，其中试验组 66 例，使用滴通鼻炎水喷雾剂，对照组 22 例，使用鼻炎滴剂（喷雾型）。治疗 5d 后试验组的痊愈率为 24.24%，显效率为 31.82%，有效率 37.88%，无效率 6.06%；对照组的痊愈率为 4.55%，显效率为 36.36%，有效率 36.36%，无效率 22.%。经 CMH 检验，两组的差异有统计学意义（$P < 0.05$），试验组优于对照组。经秩和检验，两组的鼻塞缓解时间差异无统计学意义。经 t 检验，

两组的鼻塞缓解维持时间差异有统计学意义（$P < 0.05$），试验组优于对照组。两组治疗前后的体温、呼吸、心率、收缩压、舒张压等生命体征检查比较，差异均无统计学意义。两组均无不良事件发生。结论：滴通鼻炎水喷雾剂是治疗伤风鼻塞（急性鼻炎）安全有效的药物[5]。

【参考文献】

[1] 张杰，方伟，江丛勋，等.滴通鼻炎水的抗炎、缩血管作用及对血压的影响研究 [J].四川生理科学杂志，2008，30（2）：59-61.

[2] 鲍建伟，朱纲，黄正标，等.滴通鼻炎水对实验动物的抗炎作用 [J].浙江中医学院学报，2002，26（6）：49-50.

[3] 莫志红，刘元.滴通鼻炎水毒性试验报告 [J].广西医学，2009，29（5）：736-738.

[4] 赵晋，古芳，谭毓治.滴通鼻炎水对黏膜纤毛的毒性评价 [J].广东药学院学报，2007，23（3）：296-298.

[5] 高春升，吴伟，刘大新，等.滴通鼻炎水喷雾剂治疗伤风鼻塞（急性鼻炎）的临床研究 [J].中国新药杂志，2010，19（4）：308-310.

风热感冒颗粒

【处方】 板蓝根、连翘、薄荷、牛蒡子、菊花、苦杏仁、桑枝、芦根、桑叶、六神曲、荆芥穗，辅料为蔗糖、淀粉。

【功能与主治】 清温解毒，宜肺利咽。用于风热感冒，发热，有汗，鼻塞，头痛，咽痛，咳嗽，多痰。

【用法与用量】 口服。一次 1 袋，一日 3 次。

【禁忌】 对本品过敏者禁用。

【注意事项】

1．忌烟、酒及辛辣、生冷、油腻食物。

2．风寒感冒者不适用，其表现为恶寒重，发热轻，无汗，鼻塞流清涕，口不渴，咳吐稀白痰。

3．糖尿病患者及有高血压、心脏病、肝病、肾病等慢性病严重者，孕妇或正在接受其它治疗的患者，均应在医师指导下服用。

4．过敏体质者慎用。

【规格】 每袋装 10g。

【贮藏】 密闭，防潮。

藿胆丸（片、滴丸）

【处方】 广藿香叶、猪胆粉。

【功能与主治】 芳香化浊，清热通窍。用于湿浊内蕴、胆经郁火所致的鼻塞、流清涕或浊涕、前额头痛。

【用法与用量】

丸剂：口服。一次 3～6g，一日 2 次。

片剂：口服。一次 3～5 片，一日 2～3 次；儿童酌减或饭后服用，或遵医嘱。

滴丸：口服。一次 4～6 粒，一日 2 次。

【禁忌】 对本品过敏者禁用。

【注意事项】

1．忌烟酒，辛辣、鱼腥食物。

2．有高血压、心脏病、肝病、糖尿病、肾病等慢性病严重者应在医师指导下服用。

3．儿童、孕妇、哺乳期妇女、年老体弱者、脾虚便溏者应在医师指导下服用。

4．过敏体质者慎用。

【规格】

丸剂：每 10 丸重 0.24g。

片剂：片芯重 0.2g。

滴丸：每丸重 50mg。

【贮藏】密闭，防潮。

【药理毒理】藿胆丸具有显著的抗炎、抑菌和提高免疫功能作用。

·**抑菌作用**　藿胆丸对金黄色葡萄球菌、流感杆菌、肺炎链球菌、卡他球菌等有不同程度的抑制作用[1]。

·**抗炎作用**　藿胆丸能降低小鼠耳郭肿胀度，减轻角叉菜胶所致大鼠足肿胀程度，降低大鼠肉芽肿琼脂块重量；减少小鼠扭体次数[1]。藿胆丸高、中剂量组能明显降低小鼠组胺荧光值和前列腺素 OD 值。结论：藿胆丸治疗急慢性鼻炎－鼻窦炎的作用可能并非通过抑制相关细菌实现，通过抑制炎症发生、发展过程中炎症组织中组胺、前列腺素的含量发挥抗炎作用[2]。

·**提高免疫功能**　21.6g/kg 藿胆丸 3.0h 和 4.0h 含药血浆对小鼠外周血白细胞均具有显著的活化作用（$P < 0.05$）；4.0h 含药血浆对小鼠脾淋巴细胞具有非常显著的活化作用（$P < 0.01$）；各时相含药血浆对小鼠腹腔巨噬细胞均无明显活化作用（$P > 0.05$）。藿胆丸通过活化外周血白细胞和脾淋巴细胞增强机体免疫功能，从而治疗鼻炎－鼻窦炎[3]。

【参考文献】

[1] 胡丽萍，李健，杜佳林，等．藿胆丸抗炎、镇痛、抑菌作

用研究 [J]. 中药药理与临床，2007，23（5）：22-23.

[2] 胡丽萍，李健，齐珊珊，等. 藿胆丸对鼻炎－鼻窦炎抗炎作用的实验研究 [J]. 世界中西医结合杂志，2008，3（5）：257-259.

[3] 胡丽萍，齐珊珊，陈文娜，等. 藿胆丸对鼻炎－鼻窦炎免疫作用机理的实验研究 [J]. 世界中西医结合杂志，2008，3（6）：330-332.

通窍鼻炎片（胶囊、颗粒）

【处方】炒苍耳子、防风、黄芪、白芷、辛夷、炒白术、薄荷。

【功能与主治】散风固表，宣肺通窍。用于风热蕴肺、表虚不固所致的鼻塞时轻时重、鼻流清涕或浊涕、前额头痛；慢性鼻炎、过敏性鼻炎、鼻窦炎见上述证候者。

【用法与用量】

片剂：口服。一次 5～7 片，一日 3 次。

胶囊：口服。一次 4～5 粒，一日 3 次。

颗粒剂：开水冲服。一次 2g，一日 3 次。

【禁忌】对本品过敏者禁用。

【注意事项】

1．忌烟酒，辛辣、鱼腥食物。

2．有高血压、心脏病、肝病、糖尿病、肾病等慢性病严重者应在医师指导下服用。

3．儿童、孕妇、哺乳期妇女、年老体弱者应在医师指导下服用。

4．本品不宜长期服用。

5．过敏体质者慎用。

【规格】

片剂：薄膜衣片，每片重 0.3g（相当于饮片 1.1g）。

胶囊：每粒装 0.4g。

颗粒剂：每袋装 2g。

【贮藏】密封。

复方鼻炎膏

【处方】穿心莲浓缩液、鹅不食草浓缩液、盐酸麻黄碱、盐酸苯海拉明、薄荷油、桉油。

【功能与主治】消炎，通窍。用于过敏性鼻炎，急、慢性鼻炎及鼻窦炎。

【用法与用量】将软膏尖端插入鼻腔内挤入油膏，一日3次；或遵医嘱。

【禁忌】

1．本品为外用药，禁止内服。

2．高血压、动脉硬化、心绞痛、甲状腺功能亢进等患者禁用。

3．孕妇和哺乳期妇女禁用。

4．鼻腔干燥、萎缩性鼻炎禁用。

5．对本品过敏者禁用。

【注意事项】

1．忌烟酒，辛辣、鱼腥食物。

2．切勿接触眼睛。鼻黏膜损伤者慎用。

3．本品含盐酸麻黄碱、盐酸苯海拉明，运动员慎用；膀胱颈梗阻、青光眼和前列腺肥大者慎用；服药期间不得驾驶机、车、船，从事高空作业、机械作业及操作精密仪器；服用后如有头晕、头痛、心动过速、多汗等症状应咨询医师或药师。

4. 心脏病患者慎用。儿童、老年人或其它慢性病患者应在医师指导下使用。

5. 本品不宜长期使用。连续使用时间过长，可产生"反跳"现象，出现更为严重的鼻塞。

6. 使用后拧紧瓶盖，以防污染。

7. 过敏体质者慎用。

8. 本品不应与优降宁等单胺氧化酶抑制剂、磺胺嘧啶、呋喃妥因、洋地黄类药物、三环类抗抑郁药同用。

【不良反应】 可见困倦、嗜睡、口渴、虚弱感；偶见一过性轻微烧灼感、干燥感、头痛、头晕、心率加快，长期使用可致心悸、焦虑不安、失眠等。

【规格】 每支装 10g（含盐酸麻黄碱 50mg）。

【贮藏】 密封，置阴凉处。

附二

治疗急性鼻炎的常用中成药简表

证型	药物名称	功能	主治病症	用法用量	备注
风寒犯鼻证	通宣理肺丸（颗粒、胶囊、片、口服液、膏）	解表散寒，宣肺止嗽。	用于风寒束表、肺气不宣所致的感冒咳嗽，症见发热、恶寒、咳嗽、鼻塞流涕、头痛、无汗、肢体酸痛。	丸剂：口服。规格（1）大蜜丸，一次2丸；规格（2）水蜜丸，一次7g；规格（3）浓缩丸，一次8～10丸，一日2～3次。颗粒剂：开水冲服。规格（1）、（2）一次1袋，一日2次。	丸剂：基药，医保，药典颗粒剂：基药，医保胶囊：基药，医保，药典片剂：基药，药典

续表

证型	药物名称	功能	主治病症	用法用量	备注
				胶囊：口服。一次2粒，一日2～3次。片剂：口服。一次4片，一日2～3次。口服液：口服。一次20ml，一日2～3次。膏剂：口服。一次15g，一日2次。	
	桂枝颗粒（合剂）	解肌发表，调和营卫。	用于外感风邪，头痛发热，鼻塞干呕，汗出恶风。	颗粒剂：开水冲服。一次1袋，一日3次。合剂：口服。一次10～15ml，一日3次。	颗粒剂：医保
	风寒感冒颗粒	解表发汗，疏风散寒。	用于风寒感冒，发热，头痛，恶寒，无汗，咳嗽，鼻塞，流清涕。	口服。一次1袋，一日3次；小儿酌减。	
风寒犯鼻证	荆防颗粒（合剂）	发汗解表，散风祛湿。	用于风寒感冒，头痛身痛，恶寒无汗，鼻塞清涕，咳嗽白痰。	颗粒剂：开水冲服。一次1袋，一日3次。合剂：口服。一次10～20ml，一日3次，用时摇匀。	颗粒剂：医保合剂：医保
	感冒清热颗粒（胶囊、口服液）	疏风散寒，解表清热。	用于风寒感冒，头痛发热，恶寒身痛，鼻流清涕，咳嗽咽干。	颗粒剂：开水冲服。规格（1）、（2）、（3）一次1袋，一日2次。胶囊：口服。一次3粒，一日2次。口服液：口服。一次1支，一日2次。	颗粒剂：基药，医保，药典胶囊：医保
	感冒软胶囊	散风解热。	用于外感风寒引起的头痛发热，鼻塞流涕，恶寒无汗，骨节酸痛，咽喉肿痛。	口服。一次2～4粒，一日2次。	
	表实感冒颗粒	发汗解表，祛风散寒。	用于感冒风寒表实证，症见恶寒重，发热轻，无汗，头项强痛，鼻流清涕，咳嗽，痰白稀。	开水冲服。一次10～20g，一日2～3次；儿童酌减。	

证型	药物名称	功能	主治病症	用法用量	备注
风寒犯鼻证	表虚感冒颗粒	散风解肌，和营退热。	用于感冒外感风寒表虚证，症见发热恶风，有汗，头痛项强，咳嗽痰白，鼻鸣干呕，苔薄白，脉浮缓。	开水冲服。一次10～20g，一日2～3次。	医保，药典
	胆香鼻炎片	消炎清热，祛风散寒，通窍止痛。	用于慢性单纯性鼻炎、过敏性鼻炎、急慢性鼻炎、副鼻窦炎。	口服。一次4片，一日3次。	
	鼻通宁滴剂	通利鼻窍。	用于鼻塞不通。	滴鼻。一次1～2滴，一日2～3次。	
风热犯鼻证	辛夷鼻炎丸	祛风宣窍，清热解毒。	用于风热上攻、热毒蕴肺所致的鼻塞、鼻流清涕或浊涕、发热、头痛；慢性鼻炎、过敏性鼻炎、神经性头痛见上述证候者。	口服。一次3g，一日3次。	基药，医保
	鼻炎康片	清热解毒，宣肺通窍，消肿止痛。	用于风邪蕴肺所致的急、慢性鼻炎，过敏性鼻炎等。	口服。一次4片，一日3次。	基药，医保，药典
	鼻炎片	祛风宣肺，清热解毒。	用于急、慢性鼻炎风热蕴肺证，症见鼻塞、流涕、发热、头痛。	口服。一次3～4片（糖衣片）或2片（薄膜衣片），一日2次。	药典
	鼻渊舒胶囊（口服液）	疏风清热，祛湿通窍。	用于急性鼻炎肺经风热证及急性鼻窦炎胆腑郁热证。多用于治疗鼻炎、伤风鼻塞等范畴之鼻部疾病者（鼻涕浓稠、量多、口苦心烦、头昏、胸闷、鼻塞、头痛涕多、鼻甲充血、肿胀等）。	胶囊：口服。一次3粒，一日3次。疗程7天；或遵医嘱。口服液：口服。一次10ml，一日2～3次，7天为一疗程。	胶囊：药典口服液：药典

证型	药物名称	功能	主治病症	用法用量	备注
风热犯鼻证	鼻炎滴剂（喷雾剂）	散风，清热，清窍。	用于风热蕴肺型急慢性鼻炎。	滴剂：喷鼻。一次2～4滴，1个月为一疗程。喷雾剂：喷入鼻腔内。规格（1）、（2）一次1～2下，一日2～4次，1个月为一疗程。	滴剂：医保
	感冒清片（胶囊）	疏风解表，清热解毒。	用于风热感冒，发热，头痛，鼻塞流涕，喷嚏，咽喉肿痛，全身酸痛等症。	片剂：口服。一次3～4片，一日3次。胶囊：口服。一次1～2粒，一日3次。	
	香菊胶囊（片、颗粒）	辛散祛风，清热通窍。	用于急慢性鼻窦炎、鼻炎等。	胶囊：口服。一次2～4粒，一日3次。片剂：口服。规格（1）、（2）一次2～4片，一日3次。颗粒剂：口服。一次3～6g，一日3次。	胶囊：基药，医保 片剂：基药，医保
	康乐鼻炎片	疏风清热，活血祛瘀，祛湿通窍。	用于外感风邪，胆经郁热，脾胃湿热而致的伤风鼻塞，鼻窒，鼻鼽，鼻渊（急、慢性鼻炎，过敏性鼻炎，鼻窦炎）。	口服。一次4片，一日3次。	
	千柏鼻炎片（胶囊）	清热解毒，活血祛风，宣肺通窍。	用于风热犯肺，内郁化火，凝滞气血所致的鼻塞、鼻痒气热，流涕黄稠，或持续鼻塞，嗅觉迟钝；急慢性鼻炎、急慢性鼻窦炎见上述证候者。	片剂：口服。一次3～4片，一日3次。胶囊：口服。一次2粒，一日3次，15天为一疗程。症状减轻后，减量或遵医嘱。	片剂：药典
	苍耳子鼻炎胶囊（滴丸）	疏风清肺热，通鼻窍，止头痛。	用于风热型鼻疾，包括急、慢性鼻炎、鼻窦炎，过敏性鼻炎。	胶囊：口服。一次2粒，一日3次。滴丸：口服。一次5g，一日3次。	

证型	药物名称	功能	主治病症	用法用量	备注
风热犯鼻证	鼻炎糖浆	清热解毒，消肿通窍。	用于急性鼻炎。	口服。一次20ml，一日3次。	
	滴通鼻炎水	祛风清热，宣肺通窍。	用于伤风鼻塞，鼻窒（慢性鼻炎），鼻鼽（过敏性鼻炎），鼻渊（鼻窦炎）。	外用喷鼻。除盖，喷颈向上伸入鼻前庭。一次2～3滴，一日3～4次。	
	风热感冒颗粒	清温解毒，宣肺利咽。	用于风热感冒，发热，有汗，鼻塞，头痛，咽痛，咳嗽，多痰。	口服。一次1袋，一日3次。	
	藿胆丸（片、滴丸）	芳香化浊，清热通窍。	用于湿浊内蕴、胆经郁火所致的鼻塞、流清涕或浊涕、前额头痛。	丸剂：口服。一次3～6g，一日2次。片剂：口服。一次3～5片，一日2～3次；儿童酌减或饭后服用，或遵医嘱。滴丸：口服。一次4～6粒，一日2次。	丸剂：基药，医保，药典片剂：基药，医保，药典滴丸：基药，医保
	通窍鼻炎片（胶囊、颗粒）	散风固表，宣肺通窍。	用于风热蕴肺、表虚不固所致的鼻塞时轻时重、鼻流清涕或浊涕、前额头痛；慢性鼻炎、过敏性鼻炎、鼻窦炎见上述证候者。	片剂：口服。一次5～7片，一日3次。胶囊：口服。一次4～5粒，一日3次。颗粒剂：开水冲服。一次2g，一日3次。	片剂：医保，药典胶囊：医保颗粒剂：医保
	复方鼻炎膏	消炎，通窍。	用于过敏性鼻炎，急、慢性鼻炎及鼻窦炎。	将软膏尖插入鼻腔内挤入油膏，一日3次；或遵医嘱。	

鼻窦炎

鼻窦炎性疾病即鼻窦炎（sinusitis），是鼻窦黏膜的化脓性炎症。鼻窦炎一般有急性和慢性之分，可发生于任何年龄，一年四季均可发病。其致病菌多见化脓性球菌，如肺炎链球菌、溶血性链球菌、葡萄球菌和卡他球菌，其次为杆菌，如流感杆菌、变形杆菌和大肠杆菌等。此外，厌氧菌感染较常见。临床上常可表现为球菌与杆菌、需氧菌与厌氧菌的混合感染。

急性鼻窦炎多继发于急性鼻炎，其病理改变主要是鼻窦黏膜的急性卡他性炎症或化脓性炎症，严重者可累及骨质，并可累及周围组织和邻近器官，引起严重并发症。生活及工作环境不洁等是诱发本病的常见原因。此外特异性体质，全身性疾病如贫血、糖尿病、上呼吸道感染、急性传染病等均可诱发本病。鼻腔疾病，邻近器官的感染病灶，创伤性、医源性以及气压损伤均可成为诱发本病的局部因素。慢性鼻窦炎多因急性鼻窦炎反复发作未彻底治愈而迁延所致，可单侧或单窦发病，双侧或多窦发病极常见。病理表现为黏膜水肿、增厚、血管增生、淋巴细胞和浆细胞浸润、上皮纤毛脱落或鳞状化生以及息肉样变。

急性鼻窦炎主要表现为鼻塞、脓涕、头痛或局部疼痛、嗅觉减退或丧失；继发于上呼吸道感染或急性鼻炎者，可见畏寒、发热、食欲减退、便秘、周身不适等。慢性鼻窦炎主要表现为流脓涕、鼻塞、头痛、嗅觉减退或消失、视功能障碍，全身可见精神不振、易倦、头痛头昏、记忆力减退、注意力不集中等。

鼻镜检查：急性鼻窦炎可见：鼻黏膜充血、肿胀，尤以中鼻甲和中鼻道黏膜为甚；鼻腔内有大量黏脓或脓性鼻涕。慢性鼻窦炎可见：鼻黏膜慢性充血、肿胀或肥厚，中鼻甲肥大或息肉样变，中鼻道变窄、黏膜水肿或有息肉。

影像学检查：鼻窦冠状位 CT 扫描显示：急性者见鼻窦黏膜增厚、脓性物积蓄等。慢性者除急性所见外，或可见息肉阴影等。鼻窦 X 线平片也有参考价值。

治疗多以局部治疗为主，可鼻腔内使用减充血剂和糖皮质激素。局部热敷、短波热透或红外线照射等可促进炎症消退和改善症状。鼻腔冲洗、上颌窦穿刺冲洗、置换等可促进分泌物引流排除。急性鼻窦炎一般配合应用抗生素，慢性鼻窦炎严重者需进行手术治疗。

本病中医称之为"鼻渊"，实证多因外邪侵袭，引起肺、脾胃、胆之病变而发病；虚证多因肺、脾脏气虚损，邪气久羁，滞留鼻窍所致。

一、中医病因病机分析及常见证型

鼻渊的发生多与肺、脾胃、胆密切相关。风热袭表或风寒外袭，郁而化热，内犯于肺，肺失宣降，邪热循经上壅鼻窍；情志不遂，胆失疏泄，气郁化火，胆火循经上犯或邪热犯胆，胆热上蒸鼻窍；饮食失节，过食肥甘厚味，湿热内生，郁困脾胃，运化失常，湿热邪毒循经熏蒸鼻窍引发实证鼻渊。久病体弱，肺脏虚损，肺卫不固，易为邪犯，加之正虚托邪无力，邪滞鼻窍；疲劳思虑过度，损及脾胃，脾胃虚弱，运化失健，气血精微生化不足，鼻窍失养，加之脾虚不能升清降浊，湿浊内生，困聚鼻窍引发虚证鼻渊。

临床因感受病邪及脏腑虚损的不同，本病可分为肺经风热、胆腑郁热、脾胃湿热、肺气虚寒和脾气虚弱五个证型。

二、辨证选择中成药

1. 肺经风热

【临床表现】鼻塞，鼻涕量多而白黏或黄稠，嗅觉减退，头痛，可兼有发热恶风，汗出，或咳嗽，痰多；舌质红，舌苔薄白，脉浮数。检查见鼻黏膜充血肿胀，尤以中鼻甲为甚，中鼻道或嗅沟可见黏性或脓性分泌物，头额、眉棱骨或颌面部叩痛或压痛。

【辨证要点】鼻塞，鼻涕量多，头痛，发热恶寒，咳嗽，痰多；舌质红，苔薄白，脉浮数。

【病机简析】风热犯肺，肺失宣降，邪热循经上壅鼻窍，燔灼黏膜，则鼻甲充血肿大、鼻塞不通、鼻涕增多；邪壅肺系，肺气不利，则嗅觉减退、头晕头痛；风热内郁，气血壅阻，上困鼻窍，故前额、颌面部疼痛；风热外袭，则发热恶风、汗出；舌红苔白、脉浮数为风热在表之象。

【治法】疏风清热，宣肺通窍。

【辨证选药】可选用胆香鼻炎片、千柏鼻炎片（胶囊）、香菊胶囊（片、颗粒）、苍耳子鼻炎胶囊（滴丸）、康乐鼻炎片、通窍鼻炎片（胶囊、颗粒）、辛芳鼻炎胶囊、鼻渊通窍颗粒、鼻炎灵片（丸）、鼻炎丸、鼻舒适片、鼻康片、荔花鼻窦炎片、鼻渊丸、鼻渊胶囊（片、丸、糖浆）、防芷鼻炎片、苍鹅鼻炎片、双辛鼻窦炎颗粒、复方鼻炎膏、欧龙马滴剂、滴通鼻炎水、鼻舒康喷剂、鼻舒宁喷剂等。

此类中成药组方多以金银花、野菊花辛凉透邪，解毒清热；薄荷、荆芥、防风辛凉宣散，解表祛邪；苍耳子、辛夷、白芷宣通鼻窍；桔梗、甘草宣散肺气，祛痰排脓，以达疏风清热，宣肺通窍之用。

2. 胆腑郁热

【临床表现】鼻涕浓浊，量多，色黄或黄绿，或有腥臭味，鼻塞，嗅觉减退，头痛剧烈；可兼有烦躁易怒、口苦、咽干、耳鸣耳聋、寐少梦多、小便黄赤等全身症状；舌质红，舌苔黄或腻，脉弦数。检查见鼻黏膜充血肿胀，中鼻道、嗅沟或鼻底可见有黏性或脓性分泌物潴留，头额、眉棱骨或颌面部可有叩痛或压痛。

【辨证要点】鼻塞，鼻涕量多色黄，头痛剧烈，口苦，耳鸣耳聋，急躁易怒；舌质红，苔黄腻，脉弦数。

【病机简析】胆腑郁热，循经上犯鼻窍，燔灼气血，熏腐黏膜，故鼻涕浓浊或黄绿，量多，鼻黏膜充血肿胀，鼻道见脓性分泌物；胆经火热上攻头目，清窍不利，故头痛剧烈、目赤、耳鸣耳聋、口苦咽干；胆热内郁，扰乱神明，故失眠多梦，急躁易怒；舌质红，苔黄或腻，脉弦数为胆经火热之象。

【治法】清泄胆热，利湿通窍。

【辨证选药】可选用鼻窦炎口服液、鼻渊舒胶囊（口服液）、龙胆泻肝丸（颗粒、胶囊）、藿胆丸（片、滴丸）、藿胆鼻炎胶囊、康乐鼻炎片等。

此类中成药组成多以龙胆草、栀子、黄芩、柴胡等清肝泻火，车前子、泽泻清热利湿，苍耳子、辛夷、白芷、薄荷通窍止痛，共奏清泻胆热，利湿通窍之功。

3. 脾胃湿热

【临床表现】鼻塞重而持续，鼻涕黄浊而量多，嗅觉减退，头昏闷，或头重胀，倦怠乏力，胸脘痞闷，纳呆食少，小便黄赤；舌质红，苔黄腻，脉滑数。检查见鼻黏膜红肿，尤以肿胀更甚，中鼻道、嗅沟或鼻底见有黏性或脓性分泌物，颌面、额头或眉棱骨压痛。

【辨证要点】鼻塞，鼻涕量多色黄，倦怠乏力，胸脘痞闷，头昏头胀，纳呆食少；舌质红，苔黄腻，脉滑数。

【病机简析】脾胃湿热，循经上蒸鼻窍，故鼻涕黄浊量多；湿热滞鼻，壅阻脉络，湿盛则肿，热盛则红，故鼻黏膜红肿甚，鼻塞重而持续；湿热上蒸，蒙闭清窍，则头昏闷重，或局部压痛、叩痛等；湿热蕴结脾胃，受纳运化失职，则胸脘痞闷、倦怠乏力、食少纳呆；小便黄赤，舌红，苔黄腻，脉滑数为湿热之证。

【治法】清热利湿，化浊通窍。

【辨证选药】可选用鼻炎宁颗粒（胶囊）、千喜片、上清丸（片、胶囊）、甘露消毒丸、鼻咽清毒颗粒、康乐鼻炎片等。

此类中成药多以石菖蒲、白豆蔻、藿香、薄荷芳香化浊，行气醒脾；茵陈、黄芩清热利湿；苍耳子、辛夷、白芷通窍止痛，共奏清热利湿，化浊通窍之用。

4. 肺气虚寒

【临床表现】鼻塞或重或轻，鼻涕黏白，稍遇风冷则鼻塞加重，鼻涕增多，喷嚏时作，嗅觉减退，头昏，头胀，气短乏力，语声低微，面色苍白，自汗畏风寒，咳嗽痰多；舌质淡，苔薄白，脉缓弱。检查见鼻黏膜淡红肿胀，中鼻甲肥大或息肉样变，中鼻道可见有黏性分泌物。

【辨证要点】鼻塞，遇风冷加重，鼻涕混浊，气短语低，自汗畏寒，咳嗽痰多；舌质淡，苔薄白，脉细弱。

【病机简析】肺气虚弱，无力托邪，邪滞鼻窍，则鼻塞、涕多、鼻甲肿大、嗅觉减退；肺卫不固，腠理疏松，故自汗、畏寒，稍遇风冷则鼻塞加重、鼻涕增多、喷嚏时作；肺气虚肃降失常，则咳嗽痰多；肺气不足，则气短乏力、语声低微、头昏、面色苍白；舌质淡，苔薄白，脉弱无力亦为气虚之象。

【治法】温补肺脏，散寒通窍。

【辨证选药】可选用玉屏风颗粒（口服液、胶囊）、辛芩颗粒（片、胶囊）等。

此类中成药组成多以黄芪、防风、白术益气固表，温肺散寒；苍耳子、辛夷、白芷芳香通窍，以达温补肺脏，散寒通窍之功。

5. 脾气虚弱

【临床表现】鼻涕白黏或黄稠，量多，嗅觉减退，鼻塞较重，食少纳呆，腹胀便溏，脘腹胀满，肢困乏力，面色萎黄，头昏重，或头闷胀；舌淡胖，苔薄白，脉细弱。检查见鼻黏膜淡红，中鼻甲肥大或息肉样变，中鼻道、嗅沟或鼻底见有黏性或脓性分泌物潴留。

【辨证要点】鼻塞，鼻涕混浊量多，食少乏力，腹胀便溏，头昏重；舌淡胖，苔薄白，脉细弱。

【病机简析】脾气虚弱，健运失职，湿浊上泛，停聚鼻窍，则鼻塞、涕多、嗅觉减退、鼻甲肿大；脾虚湿困，升降失常，则食少纳呆、脘腹胀满、便溏、头昏重或头胀；面色萎黄，舌淡胖，苔薄白，脉弱无力均为脾气虚弱之象。

【治法】健脾利湿，益气通窍。

【辨证选药】可选用补中益气丸（颗粒、口服液）、参苓白术散（丸、颗粒、胶囊、口服液）、二陈丸（合剂）等。

此类中成药组成以人参、黄芪、茯苓、白术补脾益气；山药、薏苡仁、扁豆、白术健脾渗湿，芳香醒脾；桔梗开宣肺气，祛痰排脓；苍耳子、辛夷、白芷通窍止涕，共奏健脾利湿，益气通窍之功。

三、用药注意

临床选药必须以辨证论治的思想为指导，针对不同证型，选择与其相对证的药物，才能获得较为满意的疗效。还应该嘱患者注意及时、彻底治疗伤风鼻塞及邻近器官的疾病（如牙病）；注意保持鼻腔通畅，以利鼻窦内分泌物排出；注意正确的擤鼻方法，以免邪毒窜入耳窍致病；禁食辛辣刺激食物，戒除烟酒；锻炼身体，增强体质，提高机体抵抗力。实证鼻渊服药期间不宜同时服用滋补性药物。患者如正服用其他药物，应告诉医师或药师。药品贮藏宜得当，存于阴凉干燥处，性状发生改变时禁止服用。药品必须妥善保管，放在儿童不能接触的地方，以防发生意外。儿童若需用药，应在医师指导下服用，并必须在成人的监护下使用。严格按用法用量服用，对于具体药品的饮食禁忌、配伍禁忌、妊娠禁忌、证候禁忌、病证禁忌、特殊体质禁忌、特殊人群禁忌等，各药品内容中均有详细介绍，用药前务必仔细阅读。

附一

常用治疗鼻窦炎的中成药药品介绍

（一）肺经风热证常用中成药品种

胆香鼻炎片

【处方】猪胆汁膏、广藿香、白芷、苍耳子、鹅不食草、荆芥、金银花、野菊花、薄荷脑。

【功能与主治】消炎清热，祛风散寒，通窍止痛。用于慢性单纯性鼻炎、过敏性鼻炎、急慢性鼻炎、副鼻窦炎。

【用法与用量】口服。一次4片，一日3次。

【规格】每片重0.3g。

【贮藏】密封。

干柏鼻炎片（胶囊）

【处方】千里光、卷柏、羌活、决明子、麻黄、川芎、白芷。

【功能与主治】清热解毒，活血祛风，宣肺通窍。用于风热犯肺，内郁化火，凝滞气血所致的鼻塞，鼻痒气热，流涕黄稠，或持续鼻塞，嗅觉迟钝；急慢性鼻炎，急慢性鼻窦炎见上述证候者。

【用法与用量】

片剂：口服。一次3～4片，一日3次。

胶囊：口服。一次2粒，一日3次，15天为一个疗程。症状减轻后，减量维持或遵医嘱。

【注意事项】

1．忌辛辣、鱼腥食物。

2．孕妇慎用。

3．高血压、心脏病等慢性病者，应在医师指导下服用。

【规格】

片剂：每片重 0.3g。

胶囊：每粒装 0.5g。

【药理毒理】 本品具有抗炎、降低毛细血管通透性、舒张血管增加流量的作用，且毒性低，使用安全。

·**抗炎** 实验证明本品对二甲苯所致的小鼠耳部炎症有明显抑制作用[1]。

·**降低毛细血管通透性，舒张血管增加血流量** 本品对组织胺所致的小鼠皮肤毛细血管通透性增高有对抗作用，与临床应用后鼻分泌物明显减少之效应相符[1]。本品还可舒张血管增加血流量[1]。对鼻炎引起的鼻分泌物增加、鼻塞、鼻黏膜充血红肿、嗅觉减退有明显疗效，总有效率达 93.4%。起效时间为服药后第3～4天，疗效明显。鼻黏膜充血消退的疗效因上、中、下鼻甲病变严重程度及病程长短有明显差异。一般病程短及轻中型者效果更为明显[1]。

·**毒性** 安全试验提示本品毒性低，使用安全[1]。

【参考文献】

[1] 郭乡广，曾宪埻．千柏鼻炎片临床疗效分析 [J]．广州医药，1987，2：50-52．

香菊胶囊（片、颗粒）

【处方】 化香树果序（除去种子）、夏枯草、野菊花、黄芪、辛夷、防风、白芷、甘草、川芎。

【功能与主治】 辛散祛风，清热通窍。用于急慢性鼻窦炎、鼻炎。

【用法与用量】

胶囊：口服。一次 2 ～ 4 粒，一日 3 次。

片剂：口服。规格（1）、（2）一次 2 ～ 4 片，一日 3 次。

颗粒剂：口服。一次 3 ～ 6g，一日 3 次。

【注意事项】

1．忌辛辣、鱼腥食物。

2．孕妇慎用。

3．凡外感风寒之鼻塞、流清涕者，应在医师指导下使用。

【规格】

胶囊：每粒装 0.3g。

片剂：（1）素片每片重 0.3g，（2）薄膜衣片每片重 0.32g。

颗粒剂：每袋装 3g。

【贮藏】 密封。

【临床报道】

1．用香菊胶囊治疗儿童上呼吸道感染鼻炎 48 例，每次服用香菊胶囊 1 粒，一日 3 次，治疗 1 ～ 2 周，观察疗效。结果：愈显率 36 例（占 75%），好转 10 例（占 20%），无明显好转 2 例（占 5%），总有效率 95%，无效率 5%[1]。

2．临床将 120 例慢性鼻窦炎患者随机分为治疗组 60 例和对照组 60 例，治疗组口服香菊胶囊；对照组口服头孢氨苄胶囊，局部用加有地塞米松和庆大霉素的 1% 盐酸麻黄素滴鼻液滴鼻。两组治疗 4 周后，治疗组显效 44 例，有效 8 例，无效 8 例，总有效率为 86.67%；对照组显效 18 例，有效 24 例，无效 18 例，总有效率为 70.0%。两组比较，差异非常显著（$P < 0.01$）。治疗后两组患者主要症状积分均较治疗前显著下降（$P < 0.05$）。治疗组鼻塞、脓多、嗅觉减退、头痛在治疗后的改善程度尤为显著，与对照组比较，差异有显著性意义（$P < 0.05$），其中嗅觉减退症状改善最明显（$P < 0.01$）。香菊胶囊治疗慢性鼻窦炎疗效优于单纯西药治疗[2]。

3. 临床将 280 例患者随机分成香菊胶囊试验组（200 例，其中急性鼻窦炎 100 例，慢性鼻窦炎 100 例）和鼻窦炎口服液对照组（80 例，其中急性鼻窦炎 40 例，慢性鼻窦炎 40 例）。试验组对急性鼻窦炎治疗痊愈 81 例（占 81.0%），显效 11 例（占 11.0%），有效 4 例（占 4.0%），无效 4 例（占 4.0%），总有效率 96.0%；对照组对急性鼻窦炎的治疗痊愈 24 例（占 60.0%），显效 4 例（占 10.0%），有效 6 例（占 15.0%），无效 6 例（占 15.0%），总有效率 85.0%。两组比较有显著性差异（$P < 0.05$），试验组优于对照组。试验组对慢性鼻窦炎的治疗痊愈 44 例（占 44.0%），显效 21 例（占 21.0%），有效 27 例（占 27.0%），无效 8 例（占 8.0%）总有效率为 92.0%；对照组对慢性鼻窦炎的治疗痊愈 8 例（占 20.0%），显效 10 例（占 25.0%），有效 11 例（占 27.5%），无效 11 例（占 27.5%），总有效率 72.5%。两组比较差异非常显著（$P < 0.01$），试验组优于对照组[3]。

【参考文献】

[1] 肖艳芳，宋素玲，张爱军. 香菊胶囊治疗儿童上呼吸道感

染、鼻炎 48 例疗效观察 [J]. 中国社区医师，2011，13（30）：201.

[2] 莫凌凌 . 香菊胶囊治疗慢性鼻窦炎 60 例的疗效观察 [J]. 中国临床研究，2012，4（6）：82-83.

[3] 赵涛，南景一，琳古，等 . 香菊胶囊治疗急、慢性鼻窦炎的疗效观察 [J]. 中国中西医结合耳鼻咽喉科杂志，2001，9（5）：227-229.

苍耳子鼻炎胶囊（滴丸）

【处方】 苍耳子浸膏粉、石膏浸膏粉、白芷浸膏粉、冰片、薄荷脑、辛夷花浸膏粉、黄芩浸膏粉。

【功能与主治】 疏风，清肺热，通鼻窍，止头痛。用于风热型鼻疾，包括急、慢性鼻炎，鼻窦炎，过敏性鼻炎。

【用法与用量】

胶囊：口服。一次 2 粒，一日 3 次。

滴丸：口服。一次 5g，一日 3 次。

【注意事项】 宜饭后服用，胃肠虚寒者慎用。

【规格】

胶囊：每粒装 0.4g。

滴丸：每丸重 43mg。

【贮藏】 密封。

【临床报道】 临床用苍耳子鼻炎胶囊配合罗红霉素治疗青少年慢性鼻窦炎 96 例，并设对照组（72 例，只用罗红霉素）观察。结果治疗组 96 例，治愈 52 例，显效 25 例，有效 14 例，无效 5 例，总有效率 94.8%；对照组 72 例，治愈 18 例，显效 15 例，有效 20 例，无效 19 例，总有效率 73.6%。经统计学处理，差异有显著性意义（$P < 0.01$）[1]。

【参考文献】

[1] 苏玉玲，白莉，刘小亚.苍耳子鼻炎胶囊配合西药治疗青少年鼻窦炎 96 例 [J].陕西中医，2009，30（4）：407-408.

康乐鼻炎片

【处方】 苍耳子、辛夷、白芷、麻黄、穿心莲、黄芩、防风、广藿香、牡丹皮、薄荷脑、马来酸氯苯那敏。

【功能与主治】 疏风清热，活血驱瘀，祛湿通窍。用于外感风邪，胆经郁热，脾胃湿热而致的伤风鼻塞，鼻窒，鼻鼽，鼻渊（急、慢性鼻炎，过敏性鼻炎，鼻窦炎）。

【用法与用量】 口服。一次 4 片，一日 3 次。

【注意事项】 个别患者服药后有轻度嗜睡现象。

【规格】 每片重 0.31g（含马来酸氯苯那敏 0.66mg）。

【贮藏】 密封。

通窍鼻炎片（胶囊、颗粒）

【处方】 炒苍耳子、防风、黄芪、白芷、辛夷、炒白术、薄荷。

【功能与主治】 散风固表，宣肺通窍。用于风热蕴肺、表虚不固所致的鼻塞时轻时重、鼻流清涕或浊涕、前额头痛；慢性鼻炎、过敏性鼻炎、鼻窦炎见上述证候者。

【用法与用量】

片剂：口服。一次 5～7 片，一日 3 次。

胶囊：口服。一次 4～5 粒，一日 3 次。

颗粒剂：开水冲服。一次 1 袋，一日 3 次。

【禁忌】对本品过敏者禁用。

【注意事项】

1．忌烟酒，辛辣、鱼腥食物。

2．高血压、心脏病、肝病、糖尿病、肾病等慢性病严重者应在医师指导下服用。

3．儿童、孕妇、哺乳期妇女、年老体弱者应在医师指导下服用。

4．本品不宜长期服用。

5．过敏体质者慎用。

【规格】

片剂：薄膜衣片，每片重 0.3g（相当于饮片 1.1g）。

胶囊：每粒装 0.4g。

颗粒剂：每袋装 2g。

【贮藏】密封。

【临床报道】

1．用通窍鼻炎片治疗鼻窦炎 40 例，设置对照组（40 例）用生理盐水 250ml，加入菌必治 2.0g，静脉点滴。治疗组痊愈 27 例，显效 10 例，无效 3 例，痊愈率为 67.5%，总有效率 92.5%；对照组痊愈 12 例，显效 19 例，无效 9 例，痊愈率为 30.0%，总有效率 77.5%。经统计学处理，治疗组痊愈率及总有效率均显著优于对照组（$P < 0.05$）[1]。

2．用通窍鼻炎片治疗急性鼻窦炎 93 例，显效 50 例，有效 38 例，无效 5 例，有效率 94.6%。治疗慢性鼻窦炎 110 例，显效 51 例，有效 42 例，无效 17 例，有效率 84.5%[2]。

【参考文献】

[1] 申清涛，程秀凤．通窍鼻炎片治疗鼻窦炎 40 例 [J]．江西中医，2004，9（35）：31．

[2] 王端华，黄显贵．通窍鼻炎片对鼻炎鼻窦炎的治疗效果分析 [J]．实用中西医结合临床，2004，4（4）：62．

辛芳鼻炎胶囊

【处方】 辛夷、白芷、黄芩、柴胡、川芎、桔梗、薄荷、菊花、荆芥穗、枳壳（炒）、防风、细辛、蔓荆子（炒）、龙胆、水牛角浓缩粉。

【功能与主治】 发表散风，清热解毒，宣肺通窍。用于慢性鼻炎，鼻窦炎。

【用法与用量】 口服。一次 6 粒，一日 2～3 次；小儿酌减，半个月为一疗程。

【禁忌】 对本品过敏者禁用。

【注意事项】

1．忌辛辣、鱼腥食物。

2．孕妇慎用。

3．凡慢性鼻炎属虚寒证者慎用。

4．有高血压、心脏病、肝病等慢性病严重者，应在医师指导下服用。

5．过敏体质者慎用。

【规格】 每粒装 0.25g。

【贮藏】 密封。

鼻渊通窍颗粒

【处方】辛夷、苍耳子（炒）、麻黄、白芷、薄荷、藁本、黄芩、连翘、野菊花、天花粉、地黄、丹参、茯苓、甘草。

【功能与主治】疏风清热，宣肺通窍。用于急鼻渊（急性鼻窦炎）属外邪犯肺证，症见前额或颧骨部压痛，鼻塞时作，流涕黏白或黏黄，或头痛，或发热，苔薄黄或白，脉浮。

【用法与用量】开水冲服。一次 15g，一日 3 次。

【注意事项】

1．脾虚腹胀者慎用。

2．服药期间勿食辛辣食物。

【规格】每袋装 15g。

【贮藏】密闭，防潮。

【药理毒理】本品能够通过抑制毛细血管的通透性、降低黏膜中的 IL-6 发挥抗炎作用。

·**抑制毛细血管通透性**　采用炎症早期醋酸致小鼠皮肤毛细血管通透性增高和二甲苯所致的小鼠耳郭肿胀、角叉菜胶所致大鼠足肿胀模型，以及小鼠慢性棉球肉芽肿模型，考察鼻渊通窍颗粒的抗炎作用，结果鼻渊通窍颗粒能降低毛细血管的通透性增高，抑制小鼠耳郭肿胀和大鼠足肿胀程度，减轻小鼠棉球肉芽肿程度，说明鼻渊通窍颗粒可能通过抑制毛细血管的通透性增高，抑制炎症性渗出，从而通利鼻窍[1]。

·**降低黏膜中的 IL-6**　鼻渊通窍颗粒可以降低家兔鼻黏膜中的 IL-6，从而降低其促炎症效应，从而发挥抗炎作用，促进急性鼻窦炎的痊愈[2]。

【临床报道】

1. 临床将急性鼻窦炎的 96 例患者随机分成观察组和对照组各 48 例。观察组给予鼻渊通窍颗粒口服，同时配合青霉素、头孢类或大环内酯类抗生素口服或静脉输液 7~10d；对照组仅给予青霉素、头孢类或大环内酯类抗生素口服或静脉输液 7~10d。比较 2 组疗效。结果观察组治愈 29 例（占 60%），显效 15 例（占 32%），无效 4 例（占 8%），总有效率 92%；对照组治愈 23 例（占 48%），显效 12 例（占 25%），无效 13 例（占 27%），总有效率 73%。两组比较有显著性差异（$P < 0.05$）[3]。

2. 用鼻渊通窍颗粒治疗儿童慢性鼻窦炎 85 例，对照组 86 例口服克拉霉素分散片，结果：治疗组治愈 54 例，好转 20 例，无效 11 例，总有效率 88.1%；对照组治愈 19 例，好转 51 例，无效 16 例，总有效率 81.4%。两组总有效率比较无统计学差异（$P > 0.05$），但治疗组治愈者明显多于对照组（$P < 0.05$）。鼻窦 CT 疗效判断：疗程结束后，治疗组治愈 51 例（60.0%），未愈 34 例，对照组治愈 14 例（16.3%），未愈 72 例。两组治愈率比较有统计学差异（$P < 0.05$）。鼻窦 CT 检查判断治愈者与临床治愈者两组比较均无统计学差异（$P > 0.05$）[4]。

【参考文献】

[1] 樊贤超，牛崇峰．鼻渊通窍颗粒抗炎作用实验研究 [J]．中医药导报，2010，16（3）：71-72.

[2] 钱蕴蕾．鼻渊通窍颗粒对急性鼻窦炎家兔鼻黏膜中 IL-6 分泌水平的影响 [J]．中国中医药现代远程教育，2010，8（18）：235.

[3] 张志亮，曹冬梅．鼻渊通窍颗粒治疗急性鼻窦炎的疗效观

察 [J]. 现代中西医结合杂志，2011，20（21）：2652-2653.

[4] 郑顺昌，杨娟娟. 鼻渊通窍颗粒治疗儿童慢性鼻窦炎 85 例疗效观察 [J]. 山东医药，2010，50（37）：93.

鼻炎灵片（丸）

【处方】 苍耳子（炒黄）、辛夷、白芷、细辛、黄芩、川贝母、淡豆豉、薄荷脑。

【功能与主治】 透窍消肿，祛风退热。用于慢性鼻窦炎、鼻炎及鼻塞头痛，浊涕臭气，嗅觉失灵等。

【用法与用量】

片剂：饭后温开水送服。一次 2～4 片，一日 3 次，2 周为一疗程。

丸剂：口服。一次 6g，一日 3 次。

【注意事项】 服药期间，忌辛辣物。

【规格】

片剂：每片重 0.3g。

丸剂：每丸重 6g。

【贮藏】 密封。

【临床报道】 临床用鼻炎灵片治疗急慢性副鼻窦炎 104 例，治愈 59 例（占 56.73%），显效 23 例（占 22.12%），好转 18 例（占 17.30%），无效 4 例（占 3.85%）[1]。

【参考文献】

[1] 杨荃香，高素宁，陈凤阁. 鼻炎灵片的临床疗效观察 [J]. 中成药研究，1983，6：25-26

鼻炎丸

【处方】 柴胡、薄荷、菊花、蔓荆子、防风、荆芥穗、黄芩、桔梗、川芎、白芷、枳壳、牛角、细辛、龙胆草、辛夷。

【功能与主治】 发表散风，清热解毒，宣肺通窍。主治风寒伏郁化热，肺热不宣，熏蒸清窍之证。

【用法与用量】 口服。一次1～2丸，一日2～3次。

【注意事项】 孕妇慎服。

【规格】 每丸重3.5g。

鼻舒适片

【处方】 苍耳子、野菊花、鹅不食草、白芷、防风、墨旱莲、白芍、胆南星、甘草、蒺藜、扑尔敏。

【功能与主治】 清热消炎，通窍。用于治疗慢性鼻炎引起的喷嚏、流涕、鼻塞、头痛，过敏性鼻炎，慢性鼻窦炎。

【用法与用量】 口服。一次4～5片，一日3次。

【禁忌】 本品含有扑尔敏，其特殊人群禁忌为：

1．新生儿或早产儿。

2．癫痫患者。

3．接受单胺氧化酶抑制剂治疗的患者。

4．对本品高度过敏者。

【注意事项】 本品含有扑尔敏，有下列需要注意的问题：

1．对其他抗组胺药或下列药物过敏者，也可能对本药过敏，如麻黄碱、肾上腺素、异丙肾上腺素、间羟异丙肾上腺素（羟喘）、去甲肾上腺素等拟交感神经药。对碘过敏者对本品可能也过敏。

2．下列情况慎用：婴幼儿，孕妇，膀胱颈部梗阻、幽门十二指肠梗阻、消化性溃疡所致幽门狭窄、青光眼（或有青光眼倾向者）、心血管疾病、高血压、高血压危象、低血压、甲状腺功能亢进、前列腺肥大体征明显者；肝功能不良者不宜长期服用；哺乳期妇女、哮喘患者、慢性过敏反应患者不宜长期单独使用，以免产生耐药性。

3．本品不可应用于下呼吸道感染和哮喘发作的患者（因可使痰液变稠而加重疾病）。

4．用药期间，不得驾驶车、船或操作危险的机器。

【规格】每片重 0.27g，每瓶装 60 片。

【贮藏】密封。

【临床报道】临床用鼻舒适片治疗慢性上颌窦炎 96 例，治愈 69 例，显效 15 例，有效 9 例，无效 3 例，总有效率 96.9%。治疗多组鼻窦炎 105 例，治愈 63 例，显效 21 例，有效 14 例，无效 7 例，总有效率 93.3%[1]。

【参考文献】

[1] 朱冠龙 . 鼻舒适片治疗慢性鼻炎、鼻窦炎的临床观察 [J]. 中国中西医结合耳鼻喉杂志，2004，12（4）：211-212.

鼻康片

【处方】羊耳菊、鱼腥草、绣线菊、大蓟根、漆姑草、路路通、鹅不食草、淀粉。

【功能与主治】清热解毒，疏风消肿，利咽通窍。用于风热所致的急慢性鼻炎、鼻窦炎及咽炎。

【用法与用量】口服。一次 4 ~ 5 片，一日 3 次；饭后服。

【禁忌】

1．孕妇禁用。

2．对本品过敏者禁用。

【注意事项】

1．忌烟酒，辛辣、鱼腥食物。

2．脾虚大便溏者慎用。

3．过敏体质者慎用。

【规格】每片重 0.35g。

【贮藏】密封。

【临床报道】临床用鼻康片治疗慢性鼻窦炎 12 例，治愈 4 例，显效 5 例，有效 2 例，无效 1 例，总有效率 90.9%[1]。

【参考文献】

[1] 孔喆．鼻康片治疗慢性鼻炎及鼻窦炎的临床观察 [J]．广东医学，2007，28（10）：1607．

荔花鼻窦炎片

【处方】角花胡颓子、薜荔。

【功能与主治】祛风利湿，消炎解毒。用于急、慢性鼻窦炎。

【用法与用量】口服。一次 5 片，一日 3 次，饭后服。

【注意事项】对本品过敏者禁用。

【规格】每片含干浸膏 0.5g。

【贮藏】密闭，在阴凉干燥处保存。

【临床报道】临床用荔花鼻窦炎片治疗鼻窦炎 30 例，同时对照组 30 例给予维生素 Bco 治疗，按照症状改善程度将疗效评定为优、良、中、差，用优与良之和计算总有效率。治疗组疗效优者13例，良12例，中3例，差2例，总有效率为83.3%；对照组疗效优者2例，良7例，中8例，差13例，总有效率30.0%。两组疗效差异显著（$P < 0.01$）[1]。

【参考文献】

[1] 许凤山，刘忠钰，张玉亮. 荔花鼻窦炎片治疗鼻窦炎30例临床观察 [J]. 湖南中医学院学报，2002，22（4）：56-57.

鼻渊丸

【处方】 苍耳子、辛夷、白芷、薄荷、荆芥、酒黄芩、栀子、连翘、地骨皮、赤芍、天花粉、桔梗、甘草、玄参、麦冬。

【功能与主治】 清肺泻火，消肿排脓，止痛通窍。多用于鼻渊证属风热实证者，或鼻疔之肺经郁热证，对于咽喉肿痛亦可应用。现代多用于急性鼻窦炎、慢性鼻窦炎急性发作、鼻前庭炎、急性咽喉炎。

【用法与用量】 白开水送服。成人一次1丸，一日3次；小儿减半。

【注意事项】

1. 属风寒表虚、表实者不宜服用。

2. 含有苍耳子，不宜过量、长期服用。

3. 服药期间，宜戒烟酒，忌辛辣，以免生热助湿，加重病情。

【规格】 每丸重9g。

【临床报道】

1. 用鼻渊丸治疗鼻窦炎56例，治愈39例，有效13例，无效 4 例，总有效率为 92.8%[1]。

2．用鼻渊丸治疗慢性鼻窦炎 317 例，症状改善情况显效 213 例，有效 81 例，无效 23 例，总有效率 92.7%。体征改善情况显效 205 例，有效 86 例，无效 26 例，总有效率 91.5%[2]。

【参考文献】

[1] 王辉，张宝洲，马珍，等．鼻渊丸治疗鼻窦炎 56 例疗效观察 [J].甘肃中医，1992，5（1）：29-30.

[2] 张华昌，刘庆珍，张晓莹．鼻渊丸治疗急、慢性鼻炎及鼻窦炎 569 例疗效观察 [J].现代中西医结合杂志，2005，14（1）：32-33.

鼻渊胶囊（片、丸、糖浆）

【处方】 苍耳子、金银花、野菊花、辛夷、茜草。

【功能与主治】 祛风宣肺，清热解毒，通窍止痛。用于鼻塞鼻渊，通气不畅，流涕黄浊，嗅觉不灵，头痛，眉棱骨痛。

【用法与用量】

胶囊：口服。一次 2 ~ 3 粒，一日 3 次；或遵医嘱。

片剂：口服。一次 6 ~ 8 片，一日 3 次。

丸剂：口服。一次 12 丸，一日 3 次。

糖浆：口服。一次 15ml，一日 3 次；小儿酌减。

【注意事项】

1．孕妇禁服。

2．肝肾功能不全者禁用。

【规格】

胶囊：每粒装 0.5g。

片剂：每基片重 0.1g。

丸剂：每 10 丸重 2g。

糖浆：每瓶装 100ml。

【贮藏】密封。

防芷鼻炎片

【处方】苍耳子、野菊花、鹅不食草、白芷、防风、墨旱莲、白芍、胆南星、甘草、蒺藜。

【功能与主治】清热消炎，祛风通窍。用于治疗慢性鼻炎引起的喷嚏、鼻塞、头痛，过敏性鼻炎、慢性鼻窦炎。

【用法与用量】口服。一次 5 片，一日 3 次；饭后服。

【注意事项】胃溃疡患者慎用。

【规格】每片重 0.3g。

【贮藏】密封。

苍鹅鼻炎片

【处方】苍耳子、黄芩、广藿香、鹅不食草、白芷、荆芥、菊花、野菊花、猪胆膏、马来酸氯苯那敏、鱼腥草素钠、薄荷油。

【功能与主治】清热解毒，疏风通窍。用于风热蕴毒而致的过敏性鼻炎，慢性单纯性鼻炎及鼻窦炎引起的头痛、鼻塞、流涕等。

【用法与用量】口服。一次 3 ～ 4 片，一日 3 次；饭后服。

【不良反应】可见困倦、嗜睡、口渴、虚弱感。

【禁忌】

1．对本品过敏者禁用。

2．肝肾功能不全者禁用。

3．儿童、孕妇及哺乳期妇女禁用。

【注意事项】

1．忌烟酒，辛辣、鱼腥食物。

2．不适用于慢性鼻炎属虚寒证者。

3．本品含马来酸氯苯那敏、鱼腥草素钠。膀胱颈梗阻、甲状腺功能亢进、青光眼、高血压和前列腺肥大者慎用；服药期间不得驾驶机、车、船，从事高空作业、机械作业及操作精密仪器。

4．脾虚便溏者慎用。

5．患有其他疾病及年老体弱者应在医师指导下服用。

6．本品不宜长期服用。

7．过敏体质者慎用。

【规格】 每片相当于原药材 4.35g。

【贮藏】 密封。

【药理毒理】 苍鹅鼻炎片具有抗过敏、抗炎、免疫抑制、抗菌、镇痛作用。

· **抗过敏** 苍鹅鼻炎片能抑制卵蛋白诱发的小鼠、豚鼠鼻黏膜速发型过敏反应和小鼠腹腔过敏反应，并且能抑制 2，4- 二硝基氯苯诱发的豚鼠迟发型皮肤过敏反应[1]。

· **抗炎** 苍鹅鼻炎片能够抑制二甲苯诱发的小鼠耳肿胀和小鼠腹腔毛细血管渗出，并且能抑制小鼠棉球肉芽肿和角叉菜胶诱发的大鼠足肿胀[1]。

· **免疫抑制** 苍鹅鼻炎片能抑制小鼠碳末廓清能力[1]。

· **抗菌** 本品对金黄色葡萄球菌、绿脓杆菌、大肠杆菌、变形杆菌、卡他球菌有一定抑制作用，对金黄色葡萄球菌感染小鼠有一定的保护作用[1]。

·**镇痛**　本品能够抑制醋酸诱发的小鼠扭体反应，提高小鼠热板痛阈[1]。

【参考文献】

[1] 周龙强，饶伟源，李茂，等．苍鹅鼻炎片的药效学研究 [J]．中药药理与临床，2004，20（4）：38-41.

双辛鼻窦炎颗粒

【处方】苍耳子、辛夷、白芷、细辛、金银花、忍冬藤、蒲公英、甘草、桔梗、菊花、黄芩、赤芍、薏苡仁、地黄。

【功能主治】清热解毒，宣肺通窍。用于肺经郁热引起的鼻窦炎。

【用法用量】开水冲服。一次10g，一日2～3次；或遵医嘱。

【禁忌】孕妇忌服。

【注意事项】本品含马兜铃科植物细辛，应在医师指导下服药，定期复查肾功能。

【规格】每袋装10g。

【贮藏】密封。

复方鼻炎膏

【处方】穿心莲浓缩液、鹅不食草浓缩液、盐酸麻黄碱、盐酸苯海拉明、薄荷油、桉油。

【功能与主治】消炎，通窍。用于过敏性鼻炎，急、慢性鼻炎及鼻窦炎。

【用法与用量】将软膏尖端插入鼻腔挤入油膏，一日3次；或遵医嘱。

【禁忌】

1．本品为外用药，禁止内服。

2．高血压、动脉硬化、心绞痛、甲状腺功能亢进等患者禁用。

3．孕妇和哺乳期妇女禁用。

4．鼻腔干燥、萎缩性鼻炎禁用。

5．对本品过敏者禁用。

【注意事项】

1．忌烟酒，辛辣、鱼腥食物。

2．切勿接触眼睛。鼻黏膜损伤者慎用。

3．本品含盐酸麻黄碱、盐酸苯海拉明，运动员慎用；膀胱颈梗阻、青光眼和前列腺肥大者慎用；服药期间不得驾驶机、车、船，从事高空作业、机械作业及操作精密仪器；服用后如有头晕、头痛、心动过速、多汗等症状应咨询医师或药师。

4．心脏病患者慎用。老年人或其它慢性病患者应在医师指导下使用。

5．本品不宜长期使用。连续使用时间过长，可产生"反跳"现象，出现更为严重的鼻塞。

6．使用后拧紧瓶盖，以防污染。

7．过敏体质者慎用。

8．本品不应与优降宁等单胺氧化酶抑制剂、磺胺嘧啶、呋喃妥因、洋地黄类药物、三环类抗抑郁剂同用。

【不良反应】 可见困倦、嗜睡、口渴、虚弱感；偶见一过性轻微烧灼感、干燥感、头痛、头晕、心率加快，长期使用可致心悸、焦虑不安、失眠等。

【规格】每支装 10g（含盐酸麻黄碱 50mg）。

【贮藏】密封，置阴凉处。

欧龙马滴剂（原名仙璐贝滴剂）

【处方】欧龙胆、报春花、酸模、洋接骨木、马鞭草。

【功能与主治】除臭及滋润黏膜。用于急性鼻窦炎（含慢性鼻窦炎急性发作）。

【用法与用量】口服。15 岁以上儿童及成人，一次 50 ～ 100 滴（3.1ml ～ 6.2ml）；7 ～ 14 岁儿童，一次 25 滴（2ml）；2 ～ 6 岁儿童，一次 15 滴（1ml），一日 3 次。

【注意事项】哮喘患者遵医嘱慎用。

【不良反应】罕见不良反应，主要表现在皮疹，呼吸异常，以及胃肠道反应，停药后可自行缓解，无需特殊处理。

【规格】每瓶装 50ml。

【贮藏】密闭，置暗处保存。

【临床报道】

1. 临床将 191 例急性鼻窦炎患者随机分为试验组（94 例，口服仙璐贝滴剂）和对照组（97 例，口服吉诺通胶囊）。结果：试验组痊愈 5 例（占 5.3%），显效 28 例（占 29.8%），好转 53 例（占 56.4%），总有效 86 例（占 91.5%）；对照组痊愈 7 例（占 7.2%），显效 18 例（占 18.6%），好转 55 例（占 56.7%），总有效 80 例（占 82.5%）。两组疗效无统计学差异（$P > 0.05$）。共有 2 例不良事件报告，试验组 1 例，表现为失眠易醒，对照组 1 例，表现为胃肠道反应，两例均与试验药物无关。心、肝、肾功能、血液系统未见异常变化[1]。

2．将 100 例急性鼻窦炎患者随机分为 2 组，单药组 50 例，口服仙璐贝滴剂。综合组 50 例，除服用仙璐贝外，同时加用抗生素、鼻腔减充血剂、糖皮质激素。结果：单药组显效 49 例（ 98 ％），有效 1 例；综合组显效 48 例（ 96 ％），有效 2 例，两组间差异无显著意义（ $P > 0.05$ ）[2]。

【参考文献】

[1] 严道南，张连山，王士贞，等．仙璐贝滴剂治疗急性鼻窦炎的疗效与安全性 [J]．中国新药杂志，2004，13（3）：269-271．

[2] 于健，王立东．仙璐贝治疗急性鼻窦炎 100 例 [J]．中国新药与临床杂志，2007，26（8）：590-592．

滴通鼻炎水

【处方】 蒲公英、细辛、黄芩、麻黄、苍耳子、石菖蒲、白芷、辛夷。

【功能与主治】 祛风清热，宣肺通窍。用于伤风鼻塞，鼻窒（慢性鼻炎），鼻鼽（过敏性鼻炎）、鼻渊（鼻窦炎）。

【用法与用量】 外用喷鼻。除盖，喷颈向上伸入鼻前庭，一次 2 ～ 3 滴，一日 3 ～ 4 次。

【禁忌】

1．本品仅供滴鼻用，禁止内服。

2．对本品过敏者禁用。

【注意事项】

1．忌烟酒，辛辣、鱼腥食物。

2．切勿接触眼睛，鼻黏膜损伤者慎用。

3．儿童、孕妇、哺乳期妇女及年老体弱者应在医师指导下使用。

4．高血压、心脏病患者慎用，有肝病、糖尿病、肾病等慢性病严重者应在医师指导下使用。

5．本品不宜长期使用。

6．过敏体质者慎用。

7．运动员慎用。

【规格】每瓶装 10ml。

【贮藏】置阴凉处（不超过 20℃）。

【药理毒理】滴通鼻炎水具有抗炎作用，对蛙黏膜纤毛的功能无明显影响，且通过急性毒性试验、局部刺激试验、皮肤过敏试验、长期毒性试验证明本品安全可靠。

·**抗炎作用**　滴通鼻炎水能够降低二甲苯所致的小鼠耳郭肿胀和角叉菜胶所致的大鼠足趾肿胀，抑制大鼠肉芽组织增生[1]，肠系膜局部滴药能引起大鼠血压 15min 内一过性升高，并使肠系膜微血管血流速度加快，毛细血管口径缩小，能有效收缩小血管，加快血流速度，对全身血压没有持续影响[2]。

·**毒理作用**

（1）安全性　毒性试验、局部刺激试验、皮肤过敏试验、长期毒性试验均证明本品安全。急性毒性试验在滴药部位鼻腔黏膜及喉、气管、支气管黏膜亦未出现红肿、溃烂等刺激反应；未出现红斑、水肿等皮肤过敏情况；给大鼠鼻腔连续滴药 14 周，对大鼠外观体征、行为活动、体重均无明显影响，血液学、血液生化学检查各项指标和主要脏器系数未见明显异常，组织学检查亦未发现明显与本药物有关的病理损害。说明滴通鼻炎水临床 4 倍浓度、临床用浓度（0.40g 总药材/ml），按拟定的剂量、用法与疗程使用是安全的[3]。

（2）本品对蛙黏膜纤毛功能无明显影响　用蛙黏膜纤毛运动实验研究滴通鼻炎水对蛙口腔黏膜纤毛运动的影响，结果：在整体动物实验中，滴通鼻炎水常用浓度、高浓度组给药前后对蛙黏膜纤毛运动均无明显影响（$P > 0.05$）；在离体实验中，滴通鼻炎水常用浓度、高浓度组对蛙黏膜纤毛运动亦无明显影响（$P > 0.05$）；在半载体法实验中，滴通鼻炎水对蛙纤毛运动持续时间有明显缩短作用（$P < 0.05$），但作用强度显著弱于阳性对照药去氧胆酸钠。说明滴通鼻炎水在整体实验和离体实验中对蛙黏膜纤毛的功能无明显影响，但滴通鼻炎水浸润 30min 后对黏膜纤毛运动有抑制作用[4]。

【参考文献】

[1] 鲍建伟，朱纲，黄正标，等.滴通鼻炎水对实验动物的抗炎作用 [J].浙江中医学院学报，2002，26（6）：49-50.

[2] 张杰，方伟，江丛勋，等.滴通鼻炎水的抗炎、缩血管作用及对血压的影响研究 [J].四川生理科学杂志，2008，30（2）：59-61.

[3] 莫志红，刘元.滴通鼻炎水毒性试验报告 [J].广西医学，2009，29（5）：736-738.

[4] 赵晋，古芳，谭毓治.滴通鼻炎水对黏膜纤毛的毒性评价 [J].广东药学院学报，2007，23（3）：296-298.

鼻舒康喷剂

【处方】金银花、连翘、没食子提取物、辛夷、苍耳子、黄连、黄芩、黄柏等。

【功能与主治】通鼻，抑菌，消炎，抗过敏。本品可抑制金黄色葡萄球菌、大肠杆菌等多种病原菌，恢复鼻腔自洁功能。适用于急、慢性鼻炎，过敏性鼻炎，肥厚性鼻炎，萎缩性鼻炎，干燥性鼻炎，鼻窦炎，鼻黏膜肿胀，鼻痒，不闻香臭等人群。

【用法与用量】外用，喷鼻。一日2～3次，一次按1～2下使喷液直接均匀喷于鼻腔。

【禁忌】孕妇禁用。

【注意事项】鼻黏膜损伤者慎用。

【规格】每瓶装20ml。

【贮藏】阴凉避光，密闭贮存。

鼻舒宁喷剂

【处方】雪茶提取物、辛夷、苍耳子、苦参、醋酸氯已定等。

【功能与主治】清热解毒，散风消痛，醒神通窍。适用于各种致病菌引起的急慢性鼻炎、鼻窦炎、过敏性鼻炎、萎缩性鼻炎，感冒引起的鼻塞、流涕患者等鼻腔诸症的消毒抑菌。亦可预防呼吸道疾病的发生，修复受损的鼻腔黏膜及用于鼻腔的日常清洁护理。

【用法与用量】将本品适量用于鼻部，一日3～4次。

【禁忌】外用制剂，严禁口服。

【注意事项】

1．本品不能代替药品。

2．用药期间禁食辛、辣、酒等刺激性食物。

【规格】每瓶装15ml。

【贮藏】密封。

【药理毒理】

· **药理学研究** 本品能够降低二甲苯所致小鼠耳郭肿胀，抑制毛细血管通透性增高，抑制网状内皮系统吞噬功能和迟发型变态反应，提高免疫力。外用一定剂量的鼻舒宁喷雾剂对二甲苯所致小鼠耳郭肿胀有明显的抑制作用，对二甲苯致小鼠腹部皮肤毛细血管通透性亢进有明显的抑制作用，能使小鼠腹腔巨噬细胞清除碳粒的能力降低，对网状内皮系统吞噬功能有抑制作用，对2，4—二硝基氯苯所致小鼠迟发型变态反应有明显的抑制作用，能提高小鼠体液免疫能力[1]。

· **毒理学研究** 鼻舒宁口服及皮肤用药均未见明显毒性反应。

（1）小鼠口服急性毒性试验 鼻舒宁喷剂给小鼠灌胃给药，未见明显的急性毒性反应[1]。

（2）家兔皮肤用药急性毒性试验 家兔完整皮肤和破损皮肤分别涂以含生药 4.5g/ml 的鼻舒宁喷雾剂低剂量 1ml 和高剂量 4ml（相当于拟临床人用量的 75、300 倍），以及赋形剂。结果：除破损皮肤组因砂轮打磨皮肤制作破损皮肤时形成的少数红斑，短时间内没有完全消除，24h 后逐渐消失，未见其它明显的急性毒性反应[1]。

（3）一次给药皮肤刺激性试验 鼻舒宁喷剂和赋形剂对破损的家兔皮肤无明显刺激性[1]。

（4）多次给药皮肤刺激性试验 鼻舒宁喷雾剂多次给药对破损的家兔皮肤也无明显刺激性。赋形剂的作用情况基本同鼻舒宁喷剂[1]。

【参考文献】

[1] 胡晓燕，张鹏，王志刚.鼻舒宁喷雾剂药效学及毒理研究

[J].辽宁中医药大学学报，2009，11（11）：207-208.

（二）胆腑郁热证常用中成药品种

鼻窦炎口服液

【处方】辛夷、荆芥、薄荷、桔梗、柴胡、苍耳子、白芷、川芎、黄芩、栀子、茯苓、川木通、黄芪、龙胆草。

【功能与主治】通利鼻窍。用于鼻塞不通，流黄稠涕；急、慢性鼻炎，副鼻窦炎等。

【用法与用量】口服。一次10ml，一日3次，20日为一疗程。

【注意事项】

1．忌烟酒，辛辣、鱼腥食物。

2．用药后如感觉唇部麻木者，应停服。

3．凡属鼻涕清稀的虚证患者忌用。

4．本品中的苍耳子有毒，对肾脏有一定的损害，故不宜长期服用。

【规格】每支装10ml。

【贮藏】密封，遮光，置阴凉处。

【临床报道】

1．用鼻窦炎口服液治疗慢性鼻窦炎62例，显效42例（占67.74%），有效18例（占29.03%），无效2例（占3.23%）[1]。

2．用鼻窦炎口服液治疗慢性鼻窦炎67例，治愈48例（71.6%），显效8例（11.9%），好转7例（10.5%），无效1例（5.9%），总有效率94.1%；对照组60例服用藿胆丸，治愈24例（40%），显效8例（13.3%），好转12例（20%），无效16

例（26.7%），总有效率73.3%。两组疗效比较有显著性差异（$P <$ 0.01）[2]。

【参考文献】

[1] 潘晓玲.鼻窦炎口服液治疗慢性鼻窦炎 [J].基层中医药杂志，1999，13（4）：58-59.

[2] 卢长云.鼻窦炎口服液治疗慢性鼻窦炎67例临床观察 [J].中国中西医结合耳鼻咽喉科杂志，2001，9（3）：139.

鼻渊舒胶囊（口服液）

【处方】 辛夷、苍耳子、栀子、黄芩、黄芪、川芎、柴胡、细辛、薄荷、川木通、茯苓、白芷、桔梗。

【功能与主治】 疏风清热，祛湿通窍。用于急性鼻炎肺经风热证及急性鼻窦炎胆腑郁热证。多用于治疗鼻炎、伤风鼻塞等范畴之鼻部疾病者（鼻涕浓稠、量多、口苦心烦、头昏、胸闷、鼻塞、头痛涕多、鼻甲充血、肿胀等）。

【用法与用量】

胶囊：口服。一次3粒，一日3次；7天一疗程或遵医嘱。

口服液：口服。一次10ml，一日2～3次；7天一疗程。

【注意事项】 孕妇慎用。口服液久存若有少量沉淀，请摇匀后服用。

【规格】

胶囊：每粒装0.3g。

口服液：每支装10ml。

【贮藏】 密封。

【药理毒理】 本品具有抑菌、抗炎、调节机体免疫力的作用。

· **抑菌作用** 体外实验表明鼻渊舒口服液对鼻窦常见的致病菌如金黄色葡萄球菌、溶血性链球菌、肺炎球菌、卡他球菌、类白喉杆菌均有抑菌作用[1]。鼻渊舒方剂中的苍耳子、白芷、黄芩等对部分革兰氏阳性和阴性细菌有抑制作用[2]。

· **抗炎作用** 研究发现鼻渊舒可以降低动物模型鼻黏膜中肿瘤坏死因子 α（TNF-α）、白细胞介素-8（IL-8）、白细胞介素-6（IL-6）等重要炎性细胞因子，从而降低炎症效应，发挥抗炎作用[3-4]。鼻渊舒能通过抑制鼻黏膜成纤维细胞的生长，减轻鼻黏膜的炎症反应，或能阻止鼻息肉的发生[5]。

【临床报道】

1．用鼻渊舒口服液治疗鼻窦炎120例，痊愈73例，好转42例，无效5例，有效率为95.8%[6]。

2．将297例鼻窦炎患儿分为观察组（204例）和对照组（93例）。观察组服鼻渊舒口服液，对照组服克拉霉素。结果：观察组痊愈71例（占34.80%），显效82例（占40.20%），有效47例（占23.04%），无效4例（占1.96%），总有效率为98.03%；对照组痊愈24例（占25.81%），显效29例（占31.18%），有效21例（占22.58%）无效19例（占20.43%），总有效率为79.56%。两组间差异有显著统计学意义（$P < 0.01$），提示观察组疗效优于对照组[7]。

3．将90例慢性鼻炎患儿随机分为两组，治疗组56例用鼻渊舒口服液雾化吸入，对照组34例口服鼻炎丸。结果：治疗组痊愈20例（占35.7%），有效32例（占57.2%），无效4例（占7.2%），总有效率92.8%；对照组痊愈12例（占35.3%），有效14例（占41.2%），无效8例（占23.5%），总有效率76.5%。两组比较差异有统计学意义（$P < 0.05$）[8]。

4. 用上颌窦穿刺鼻渊舒灌洗治疗慢性化脓性上颌窦炎 268 例，痊愈 215 例，显效 38 例，无效 15 例，痊愈率 80.2%，有效率 94.4%；对照组 100 例用生理盐水冲洗后注入庆大霉素和地塞米松，痊愈 62 例，有效 19 例，无效 19 例，痊愈率 62.0%，有效率 81.0%。两组疗效有显著性差异（$P < 0.05$）[9]。

【参考文献】

[1] 许必芳，熊大经，袁晓辉，等. 鼻渊舒口服液体外抑菌作用的研究 [J]. 时珍国医国药，2005，16（2）：117.

[2] 蔡群峰，张德江. 慢性鼻窦炎术后中药辅助治疗的临床基础研究 [J]. 成都中医药大学学报，2007，30（4）：13-15.

[3] 李辉，朱天民. 鼻渊舒口服液对兔慢性鼻－鼻窦炎模型鼻窦黏膜 IL-8，TNF-α mRNA 表达的影响 [J]. 中国实验方剂学杂志，2010，16（18）：193-197.

[4] 朱天民，熊大经，袁晓辉，等. 鼻渊舒口服液对实验性急性鼻窦炎大鼠白细胞介素 -6 和肿瘤坏死因子 -α 的影响及其分子生物学机制探讨 [J]. 时珍国医国药，2008，（1）：155 — 157.

[5] 李吉平，王家东，张淳，等. 鼻渊舒口服液抑制鼻黏膜成纤维细胞生长的实验研究 [J]. 中国中西医结合耳鼻咽喉科杂志，2006，14（6）：443-445.

[6] 董淑霞，卫元峡，林新. 鼻渊舒口服液治疗鼻窦炎 120 例 [J]. 陕西中医，2007，28（8）：960-961.

[7] 黄志刚. 鼻渊舒口服液治疗儿童鼻窦炎疗效观察 [J]. 成都中医药大学学报，2005，27（2）：11.

[8] 林淑平，鼻渊舒口服液雾化吸入治疗儿童慢性鼻炎疗效观

察 [J]. 儿科药学杂志，2006，12（2）：51-52.

[9] 王国平，李萍. 上颌窦穿刺鼻渊舒灌洗治疗慢性化脓性上颌窦炎 268 例疗效观察 [J]. 实用医院临床杂志，2009，6（5）：123.

龙胆泻肝丸（颗粒、胶囊）

【处方】 龙胆、柴胡、黄芩、栀子（炒）、泽泻、木通、车前子（盐炒）、当归（酒炒）、地黄、炙甘草。

【功能与主治】 清肝胆，利湿热。用于肝胆湿热，头晕目赤，耳鸣耳聋，耳肿疼痛，胁痛口苦，尿赤涩痛，湿热带下。

【用法与用量】

丸剂：口服。规格（1）水丸，一次 3 ~ 6g；规格（2）浓缩丸，一次 8 丸；规格（3）大蜜丸，一次 1 ~ 2 丸，一日 2 次。

颗粒剂：开水冲服。一次 1 ~ 2 袋，一日 2 次。

胶囊：口服。一次 4 粒，一日 3 次。

【禁忌】 对龙胆泻肝丸过敏者禁用。

【注意事项】

1. 孕妇，年老体弱，大便溏软者慎用。

2. 忌食辛辣刺激性食物。

3. 高血压、心律失常、心脏病、肝病、肾病、糖尿病等慢性病严重者，以及正在接受其他治疗的患者，应在医师指导下服用。

4. 过敏体质者慎用。

【不良反应】 少数患者可见恶心、腹痛、腹泻等消化道反应。

【规格】

丸剂：（1）水丸，每 100 粒重 6g；（2）浓缩丸，每瓶装 200

丸；（3）大蜜丸，每丸重6g。

颗粒剂：每袋装6g。

胶囊：每粒装0.25g。

【贮藏】密闭，防潮。

【临床报道】临床用龙胆泻肝汤治疗胆腑郁热型鼻窦炎97例，治愈84例，好转10例，未愈3例，总有效率96.9%[1]。

【参考文献】

[1] 牛生录，牛锐，肖全成．辨证治疗鼻渊340例 [J]．陕西中医，2003，24（9）：789-799．

藿胆丸（片、滴丸）

【处方】广藿香叶、猪胆粉。

【功能与主治】芳香化浊，清热通窍。用于湿浊内蕴、胆经郁火所致的鼻塞、流清涕或浊涕、前额头痛。

【用法与用量】

丸剂：口服。一次3～6g，一日2次。

片剂：口服。一次3～5片，一日2～3次；儿童酌减或饭后服用，遵医嘱。

滴丸：口服。一次4～6粒，一日2次。

【禁忌】对该品过敏者禁用。

【注意事项】

1．忌烟酒、辛辣、鱼腥食物。

2．高血压、心脏病、肝病、糖尿病、肾病等慢性病严重者应在医师指导下服用。

3．儿童，孕妇，哺乳期妇女，年老体弱、脾虚便溏者应在医师指导下服用。

4．过敏体质者慎用。

【规格】

丸剂：每 10 丸重 0.24g。

片剂：片芯重 0.2g。

滴丸：每丸重 50mg。

【贮藏】密封，防潮。

【药理毒理】藿胆丸具有抑菌、抗炎、增强机体免疫力的作用。

·**抑菌作用**　藿胆丸对金黄色葡萄球菌、流感杆菌、肺炎链球菌、卡他球菌等有不同程度的抑制作用[1]。

·**抗炎作用**　藿胆丸能降低小鼠耳郭肿胀度，减轻角叉菜胶所致大鼠足肿胀程度，降低大鼠肉芽肿琼脂块重量；减少小鼠扭体次数[1]。藿胆丸高、中剂量组能明显降低小鼠组胺荧光值和前列腺素 OD 值，说明藿胆丸治疗急慢性鼻炎－鼻窦炎的作用可能并非通过抑制相关细菌实现，而是通过抑制炎症发生、发展过程中炎症组织中组胺、前列腺素的含量发挥抗炎作用[2]。

·**增强免疫功能**　实验将小鼠按 21.6g/kg 体重灌胃藿胆丸，其 3.0h 时相和 4.0h 时相含药血浆对小鼠外周血白细胞均具有显著的活化作用（$P < 0.05$）；4.0h 时相含药血浆对小鼠脾淋巴细胞具有非常显著的活化作用（$P < 0.01$）；各时相含药血浆对小鼠腹腔巨噬细胞均无明显活化作用（$P > 0.05$）。说明藿胆丸能够通过活化外周血白细胞和脾淋巴细胞增强机体免疫功能，从而治疗鼻炎－鼻窦炎[3]。

【参考文献】

[1] 胡丽萍，李健，杜佳林，等．藿胆丸抗炎、镇痛、抑菌作

用研究 [J]. 中药药理与临床，2007，23（5）：22-23.

[2] 胡丽萍，李健，齐珊珊，等 . 藿胆丸对鼻炎–鼻窦炎抗炎作用的实验研究 [J]. 世界中西医结合杂志，2008，3（5）：257-259.

[3] 胡丽萍，齐珊珊，陈文娜，等 . 藿胆丸对鼻炎–鼻窦炎免疫作用机理的实验研究 [J]. 世界中西医结合杂志，2008，3（6）：330-332.

藿胆鼻炎胶囊

【处方】 苍耳子提取物、广藿香油、精制猪胆干膏。

【功能与主治】 清风热，通鼻窍。用于慢性鼻炎，慢性副鼻窦炎及过敏性鼻炎。

【用法与用量】 口服。一次 2 粒，一日 3 次。

【规格】 每粒装 0.4g。

【贮藏】 密封，置通风干燥处。

康乐鼻炎片

参见本病"肺经风热证常用中成药品种"。

（三）脾胃湿热证常用中成药品种

鼻炎宁颗粒（胶囊）

【处方】 蜜蜂巢脾。

【功能与主治】 清湿热，通鼻窍，疏肝气，健脾胃。用于慢性鼻炎，慢性副鼻窦炎，过敏性鼻炎，亦可用于急性传染性肝炎，慢性肝炎，迁延性肝炎。

【用法与用量】

颗粒剂：开水冲服。一次 15g，一日 2 ~ 3 次。

胶囊：口服。一次 5 粒，一日 3 次。

【注意】 对本品过敏者禁用。

【规格】

颗粒剂：每袋装 15g。

胶囊：每粒装 0.3g。

【贮藏】 密封。

千喜片

【处方】 穿心莲、千里光。

【功能与主治】 清热解毒，消炎止痛，止泻止痢。用于肠炎，结肠炎，细菌性痢疾和鼻窦炎等。

【用法与用量】 口服。一次 2 ~ 3 片，一日 3 ~ 4 次，重症患者首次可服 4 ~ 6 片。

【禁忌】 对本品过敏者禁用。

【注意事项】

1．服药期间忌食辛辣、油腻食物。

2．由于药物本身的色素，服药后大便显黑色，所以请注意与消化道出血相鉴别。

3．过敏体质者慎用。

【规格】 糖衣片，素片每片重 0.3g；薄膜衣片，每片重 0.31g。

【贮藏】 密封。

上清丸（片、胶囊）

【处方】菊花、薄荷、川芎、白芷、荆芥、防风、桔梗、连翘、栀子、黄芩（酒炒）、黄柏（酒炒）、大黄（酒炒）。

【功能与主治】清热散风，解毒，通便。用于头晕耳鸣，目赤，鼻窦炎，口舌生疮，牙龈肿痛，大便秘结。

【用法与用量】

丸剂：口服。规格（1）大蜜丸，一次1丸；规格（2）水丸，一次6g，一日1～2次。

片剂：口服。一次2片，一日2次。

胶囊：口服。一次3粒，一日2次。

【禁忌】

1．对本品过敏者禁用。

2．孕妇忌服。

【注意事项】

1．忌烟、酒及辛辣、油腻食物。

2．心脏病、肝病、糖尿病、肾病等慢性病患者应在医师指导下服用。

3．服药后大便次数每日2～3次者，应减量；每日3次以上者，应停用并向医师咨询。

4．小儿、年老体弱及脾胃虚寒者慎用，若需使用，必须在医师指导下使用。

5．过敏体质者慎用。

【规格】

丸剂：（1）大蜜丸，每丸重9g；（2）水丸，每10丸重1g。

片剂：基片重 0.3g。

胶囊：每粒装 0.35g。

【贮藏】密闭，防潮。

【药理毒理】本品具有抗炎、解热、抑菌、升高白细胞的作用。

·**抗炎作用**　上清丸对大白鼠蛋清性足跖炎症和毛细血管通透性增高均有抑制作用，从而说明上清丸的清热解毒作用是通过对炎症早期毛细血管通透性增高及渗出肿胀起直接抑制的结果[1]。

·**解热作用**　实验证明，上清丸对酵母液致热大鼠有退热作用，给药后 1 小时体温开始下降，一直维持至 4 小时之后[1]。

·**抑菌作用**　上清丸对金黄色葡萄球菌和肺炎双球菌有低度抑菌作用，对溶血性链球菌和大肠杆菌未见抑制现象[1]。

·**升高白细胞作用**　实验证明，上清丸具有升高外周血白细胞总数的作用，提示该药还有可能通过促进机体参与炎症应答反应，起到清热解毒的作用[1]。

【参考文献】

[1] 吴清和，王桂芬，韩坚，等.上清丸的药理研究 [J].广州中医学院学报，1989，12（4）：239-241.

甘露消毒丸

【处方】飞滑石、绵茵陈、淡黄芩、石菖蒲、川贝母、木通、藿香、射干、连翘、薄荷、白豆蔻。

【功能与主治】芳香化浊，清热解毒。用于暑湿蕴结，身热肢酸，胸闷腹胀，尿赤黄疸。

【用法与用量】口服。一次 6～9g，一日 2 次。

【注意事项】

1．忌生冷、辛辣、油腻等食物。

2．湿热并有阴虚津亏证者慎用。

【规格】 每 55 丸重约 3g。

【贮藏】 密闭，防潮。

【药理毒理】 本品具有抗炎作用。

实验证明，本品能够抑制蛋清所致大鼠的足肿胀，与模型对照组比较有显著性差异（$P < 0.05$）；抑制二甲苯致小鼠耳郭肿胀，减轻小鼠因炎性物质刺激导致的炎性渗出，与模型对照组比较有显著性差异（$P < 0.01$，$P < 0.05$），其大剂量组与阿司匹林或地塞米松作用相当[1]。

【临床报道】 临床用甘露消毒丹治疗急性鼻窦炎 50 例，痊愈 37 例，显效 12 例，无效 1 例，总有效率 98%；对照组 50 例服用鼻窦炎口服液，痊愈 29 例，显效 12 例，无效 9 例，总有效率 82%，两组比较有显著性差异。主要症状、体征（鼻塞流脓涕、头痛、鼻甲肿大等）缓解时间比较，治疗组起效时间明显优于对照组[2]。

【参考文献】

[1] 彭新念，吕文亮，高清华，等．甘露消毒丹合剂抗炎作用的实验研究 [J]．湖北中医杂志，2009，31（10）：6-7.

[2] 张群．甘露消毒丹治疗急性鼻窦炎临床观察 [J]．湖北中医杂志，2004，6（8）：38.

鼻咽清毒颗粒

【处方】 野菊花、苍耳子、重楼、两面针、夏枯草、龙胆、党参。

【功能与主治】 清热解毒，化痰散结。用于热毒蕴结鼻咽所致的鼻咽肿痛以及鼻咽部慢性炎症，鼻咽癌放射治疗后分泌物增多等症。

【用法与用量】 口服。规格（1）、（2）一次 20g，一日 2 次，30 天为一疗程。儿童用量：5 岁以上半量，5 岁以下 1/3 量。

【注意事项】 由于本品清热效力较强，身体极度虚弱者慎用。

【规格】（1）每袋装 10g，（2）每瓶装 120g。

【贮藏】 密封。

康乐鼻炎片

参见本病"肺经风热证常用中成药品种"。

（四）肺气虚寒证常用中成药品种

玉屏风颗粒（口服液、胶囊）

【处方】 黄芪、白术（炒）、防风。

【功能与主治】 益气，固表，止汗。用于表虚不固，自汗恶风，面色㿠白，或体虚易感风邪者。

【用法与用量】

颗粒剂：开水冲服。一次 1 袋，一日 3 次。

口服液：口服。一次 10ml，一日 3 次。

胶囊：口服。一次 2 粒，一日 3 次。

【禁忌】 对玉屏风颗粒过敏者禁用。

【注意事项】

1．忌油腻食物。

2．宜饭前服用。

3. 按照用法用量服用，小儿、孕妇、高血压及糖尿病患者应在医师指导下服用。

4. 过敏体质者慎用。

【规格】

颗粒剂：每袋装 5g。

口服液：每支装 10ml。

胶囊：每粒装 0.5g。

【贮藏】 密封。

【药理毒理】 本品具有抗感染、调节体温、抗病毒、促进机体细胞免疫功能的作用。

·抗感染 玉屏风散具有阻断绿脓杆菌对大鼠气管黏膜的黏附，减轻感染的作用[1]。

·调节体温 实验表明玉屏风散煎剂能改善甲低兔的畏寒证候及核温、壳温下降的病理变化，从而维持体温的稳态[1]。

·抗病毒 本品对流感病毒具有抑制作用[1]。

·促进机体细胞免疫功能 玉屏风口服液能显著提高小鼠腹腔巨噬细胞对鸡红细胞的吞噬百分率和吞噬指数，鉴于巨噬细胞在机体特异性和非特异性免疫方面具有重要作用，因此可认为该制剂是一种有效的免疫促进剂，玉屏风口服液能促使小白鼠脾脏明显增重，提示该剂有促进机体细胞免疫功能的作用[1]。

【临床报道】 临床用玉屏风散合苍耳子胶囊治疗慢性鼻窦炎46 例，痊愈 27 例（58.70%），显效 14 例（30.43%），好转 4 例（8.70%），未愈 1 例（2.17%），总有效率 97.83%[2]。

【参考文献】

[1] 何敏 . 玉屏风散临床应用与药理研究现状 [J]. 维普资讯，

1992，14（9）：39-40.

[2] 李祥民，朱正衡，玉屏风散合苍耳子散加味治疗慢性鼻窦炎 46 例 [J]. 中国社区医师，2009，24（11）：162.

辛芩颗粒（片、胶囊）

【处方】 细辛、黄芩、荆芥、防风、白芷、苍耳子、黄芪、白术、桂枝、石菖蒲。

【功能与主治】 益气固表，祛风通窍。用于肺气不足、风邪外袭所致的鼻痒、喷嚏、流清涕，易感冒；过敏性鼻炎见上述证候者。

【用法与用量】

颗粒剂：开水冲服。规格（1）、（2）一次 1 袋，一日 3 次，20 日为一疗程。

片剂：口服。一次 3 片，一日 3 次，20 日为一疗程。

胶囊：口服。一次 4 粒，一日 3 次，20 日为一疗程。

【禁忌】 孕妇、婴幼儿及肾功能不全者禁用。

【注意事项】 儿童及老年人慎用。

【规格】

颗粒剂：每袋装（1）5g，（2）20g。

片剂：每片重 0.8g。

胶囊：每粒装 0.5g。

【贮藏】 密封。

【临床报道】 临床将 59 例慢性鼻窦炎 - 鼻息肉合并糖尿病患者随机分为两组：辛芩颗粒组（n=38）与对照组（n=21）。术前两组均口服抗生素头孢拉定或罗红霉素，疑为真菌感染者予抗真菌治疗。并发糖尿病患者采用控制饮食，口服降血糖药，使用胰岛素等内科综合治疗，使血糖控制在 8.3mmol/L（150mg/L）以下，24h 尿糖低于 55.6mmol/L（1.0g），无酮体时方可手术。辛芩颗粒组于术前 2 周口服辛芩颗粒，每日 1 剂，分 2 次服用。患者均施行 ESS 术，采用 Messeking's 术式。术后全身静脉用广谱抗生素 7 天，后改口服 14～21d，辛芩颗粒组口服辛芩颗粒，每日 1 剂，分 2 次口服，连服 3 个月；对照组不用辛芩颗粒，比较两组的疗效。结果：辛芩颗粒组治愈 23 例（60.52%），好转 11 例（28.94%），无效 4 例（10.52%）；对照组治愈 10 例（47.62%），好转 8 例（38.09%），无效 3 例（14.28%），两组差异显著（$P < 0.05$）[1]。

【参考文献】

[1] 黄世凡，陶自珍 . 辛芩颗粒在慢性鼻窦炎合并糖尿病患者鼻内镜围手术期中应用效果 [J]. 医学临床研究，2007，24（5）：890-891.

（五）脾气虚弱证常用中成药品种

补中益气丸（颗粒、口服液）

【处方】 炙黄芪、党参、炙甘草、炒白术、当归、升麻、柴胡、陈皮。

【功能与主治】 补中益气，升阳举陷。用于脾胃虚弱、中气下陷所致的泄泻、脱肛、阴挺，症见体倦乏力、食少腹胀、便溏久泻、肛门下坠或脱肛、子宫脱垂。

【用法与用量】

丸剂：口服。规格（1）大蜜丸，一次 1 丸，一日 2～3 次；规格（2）浓缩丸，一次 8～10 丸，一日 3 次；规格（3）水丸，一次 6g，一日 2 ～ 3 次。

　　颗粒剂：口服。一次 3g，一日 2 ～ 3 次。

　　口服液：口服。一次 10ml，一日 2 ～ 3 次。

【禁忌】 对本品过敏者禁用。

【注意事项】

1. 不宜和感冒类药同时服用。

2. 高血压患者慎服。

3. 服本药时不宜同时服用藜芦或其制剂。

4. 本品宜空腹或饭前服为佳，亦可在进食同时服。

5. 服药期间出现头痛、头晕、复视等症，或皮疹、面红者，以及血压有上升趋势，应立即停药。

6. 过敏体质者慎用。

【规格】

　　丸剂：（1）每丸重 9g，（2）每 8 丸相当于原生药 3g，（3）每袋装 6g。

　　颗粒剂：每袋装 3g。

　　口服液：每支装 10ml。

【贮藏】 密封，置阴凉处。

参苓白术散（丸、颗粒、胶囊、口服液）

【处方】 人参、茯苓、白术（炒）、山药、白扁豆（炒）、莲子、薏苡仁（炒）、砂仁、桔梗、甘草。

【功能与主治】 补脾胃，益肺气。用于脾胃虚弱，食少便溏，气短咳嗽，肢倦乏力。

【用法与用量】

散剂：口服。规格（1）、（2）、（3）一次6～9g，一日2～3次。

丸剂：口服。一次6g，一日3次。

颗粒剂：口服。一次6g，一日3次。

胶囊：口服。一次3粒，一日3次。

口服液：口服。一次10ml，一日3次；或遵医嘱。

【禁忌】 对本品过敏者禁用。

【注意事项】

1．忌不易消化食物。

2．感冒发热患者不宜服用。

3．有高血压、心脏病、肝病、糖尿病、肾病等慢性病严重者应在医师指导下服用。

4．儿童、孕妇、哺乳期妇女应在医师指导下服用。

5．过敏体质者慎用。

【规格】

散剂：每袋装（1）3g，（2）6g，（3）9g。

丸剂：每100丸重6g。

颗粒剂：每袋装6g。

胶囊：每粒装0.5g。

口服液：每支装10ml。

【贮藏】 密封，防潮。

【临床报道】

1．临床将124例慢性鼻窦炎患者随机分成两组，治疗组68例，应用参苓白术散进行治疗；对照组56例，应用鼻炎灵口服液进行治疗，观察比较两组疗效。结果：治疗组痊愈 29 例，显效 20 例，有效 17 例，无效 2 例，总有效率为 97.06%；对照组痊愈 16 例，显效 18 例，有效 16 例，无效 6 例，总有效率为 89.28%。两组差异有显著性意义（ $P < 0.01$ ）[1]。

2．用参苓白术散治疗肺脾气虚型鼻窦炎 107 例，治愈 90 例，好转 13 例，未愈 4 例，总有效率 96.2%[2]。

【参考文献】

[1] 孙昌文，张海龙 . 参苓白术散治疗慢性鼻窦炎的疗效观察 [J]. 中国医药指南，2008，6（2）：213-124.

[2] 牛生录，牛锐，肖全成 . 辨证治疗鼻渊 340 例 [J]. 陕西中医，2003，24（9）：788-789.

二陈丸（合剂）

【处方】陈皮、半夏、茯苓、甘草。

【功能与主治】燥湿化痰，理气和胃。用于咳嗽痰多，胸脘胀闷，恶心呕吐。

【用法与用量】

丸剂：口服。规格（1）水丸，一次 9 ~ 15g，一日 2 次；规格（2）浓缩丸，一次 12 ~ 16 丸，一日 3 次。

合剂：口服。一次 10 ~ 15ml，一日 3 次，用时摇匀。

【注意事项】

1．忌烟、酒及辛辣、生冷、油腻食物。

2．肺阴虚所致的燥咳不适用。

3．支气管扩张、肺脓疡、肺心病、肺结核患者出现咳嗽时应去医院就诊。

4．高血压、心脏病、肝病、糖尿病、肾病等慢性病严重者应在医师指导下服用。

5．儿童、孕妇、哺乳期妇女、年老体弱者应在医师指导下服用。

【规格】

丸剂：（1）水丸，每袋装6g；（2）浓缩丸，每8丸相当于原生药3g。

合剂：每瓶装100ml。

【贮藏】密闭，防潮。

【临床报道】临床用二陈汤合玉屏风散治疗45例感冒愈后流涕不止的患儿，一个疗程后观察疗效。结果：治愈39例，占86.7%，显效6例，占13.3%[1]。

【参考文献】

[1] 赵新芳，张俊卿．二陈汤合玉屏风散治疗小儿感冒愈后流涕不止临床观察 [J].新疆中医药，2006，24（1）：18-19.

附二

治疗鼻窦炎的常用中成药简表

证型	药物名称	功能	主治病症	用法用量	备注
肺经风热证	胆香鼻炎片	消炎清热，祛风散寒，通窍止痛	用于慢性单纯性鼻炎、过敏性鼻炎、急慢性鼻炎、副鼻窦炎。	口服。一次 4 片，一日 3 次。	

证型	药物名称	功能	主治病症	用法用量	备注
肺经风热证	千柏鼻炎片（胶囊）	清热解毒，活血祛风，宣肺通窍。	用于风热犯肺，内郁化火，凝滞气血所致的鼻塞，鼻痒气热，流涕黄稠，或持续鼻塞，嗅觉迟钝；急慢性鼻炎，急慢性鼻窦炎见上述证候者。	片剂：口服。一次3～4片，一日3次。胶囊：口服。一次2粒，一日3次，15天为一个疗程。症状减轻后，减量维持或遵医嘱。	片剂：药典
	香菊胶囊（片、颗粒）	辛散祛风，清热通窍。	用于急慢性鼻窦炎、鼻炎等。	胶囊：口服。一次2～4粒，一日3次。片剂：口服。规格（1）、（2）一次2～4片，一日3次。颗粒剂：口服。一次3～6g，一日3次。	胶囊：基药，医保片剂：基药，医保
	苍耳子鼻炎胶囊（滴丸）	疏风，清肺热，通鼻窍，止头痛。	用于风热型鼻疾，包括急、慢性鼻炎，鼻窦炎，过敏性鼻炎。	胶囊：口服。一次2粒，一日3次。滴丸：口服。一次5g，一日3次。	
	康乐鼻炎片	疏风清热，活血驱瘀，祛湿通窍。	用于外感风邪，胆经郁热，脾胃湿热而致的伤风鼻塞，鼻窒，鼻衄，鼻渊（急、慢性鼻炎，过敏性鼻炎，鼻窦炎）。	口服。一次4片，一日3次。	
	通窍鼻炎片（胶囊、颗粒）	散风固表，宣肺通窍。	用于风热蕴肺、表虚不固所致的鼻塞时轻时重、鼻流清涕或浊涕、前额头痛；慢性鼻炎、过敏性鼻炎、鼻窦炎见上述证候者。	片剂：口服。一次5～7片，一日3次。胶囊：口服。一次4～5粒，一日3次。颗粒剂：开水冲服。一次1袋，一日3次。	片剂：医保，药典胶囊：医保颗粒剂：医保

证型	药物名称	功能	主治病症	用法用量	备注
肺经风热证	辛芳鼻炎胶囊	发表散风，清热解毒，宣肺通窍	用于慢性鼻炎，鼻窦炎。	口服。一次6粒，一日2～3次；小儿酌减，半个月为一疗程。	
	鼻渊通窍颗粒	疏风清热，宣肺通窍。	用于急鼻渊（急性鼻窦炎）属外邪犯肺证，症见前额或颧骨部压痛，鼻塞时作，流涕黏白或黏黄，或头痛，或发热，苔薄黄或白，脉浮。	开水冲服。一次15g，一日3次。	医保
	鼻炎灵片（丸）	透窍消肿，祛风退热。	用于慢性鼻窦炎、鼻炎及鼻塞头痛，浊涕臭气，嗅觉失灵等。	片剂：饭后温开水送服。一次2～4片，一日3次，2周为一疗程。丸剂：口服。一次6g，一日3次。	
	鼻炎丸	发表散风，清热解毒，宣肺通窍。	主治风寒伏郁化热，肺热不宣，熏蒸清窍之证。	口服。一次1～2丸，一日2～3次。	
	鼻舒适片	清热消炎，通窍。	用于治疗慢性鼻炎引起的喷嚏、流涕、鼻塞、头痛，过敏性鼻炎，慢性鼻窦炎。	口服。一次4～5片，一日3次。	
	鼻康片	清热解毒，疏风消肿，利咽通窍。	用于风热所致的急慢性鼻炎、鼻窦炎及咽炎。	口服。一次4～5片，一日3次；饭后服。	

证型	药物名称	功能	主治病症	用法用量	备注
肺经风热证	荔花鼻窦炎片	祛风利湿，消炎解毒。	用于急、慢性鼻窦炎。	口服。一次5片，一日3次，饭后服。	
	鼻渊丸	清肺泻火，消肿排脓，止痛通窍。	多用于鼻渊证属风热实证者，或鼻疖之肺经郁热证，对于咽喉肿痛亦可应用。现代多用于急性鼻窦炎、慢性鼻窦炎急性发作、鼻前庭炎、急性咽喉炎。	白开水送服。成人一次1丸，一日3次；小儿减半。	药典
	鼻渊胶囊（片、丸、糖浆）	祛风宣肺，清热解毒，通窍止痛。	用于鼻塞鼻渊，通气不畅，流涕黄浊，嗅觉不灵，头痛，眉棱骨痛。	胶囊：口服。一次2～3粒，一日3次；或遵医嘱。片剂：口服。一次6～8片，一日3次。丸剂：口服。一次12丸，一日3次。糖浆：口服。一次15ml，一日3次；小儿酌减	
	防芷鼻炎片	清热消炎，祛风通窍。	用于治疗慢性鼻炎引起的喷嚏、鼻塞、头痛，过敏性鼻炎、慢性鼻窦炎。	口服。一次5片，一日3次；饭后服。	医保
	苍鹅鼻炎片	清热解毒，疏风通窍。	用于风热蕴毒而致的过敏性鼻炎，慢性单纯性鼻炎及鼻窦炎引起的头痛、鼻塞、流涕等。	口服。一次3～4片，一日3次；饭后服。	
	双辛鼻窦炎颗粒	清热解毒，宣肺通窍。	用于肺经郁热引起的鼻窦炎。	开水冲服。一次10g，一日2～3次；或遵医嘱。	

证型	药物名称	功能	主治病症	用法用量	备注
肺经风热证	复方鼻炎膏	消炎，通窍。	用于过敏性鼻炎，急、慢性鼻炎及鼻窦炎。	将软膏尖端插入鼻腔挤入油膏，一日3次；或遵医嘱。	
	欧龙马滴剂	除臭及滋润黏膜。	用于急性鼻窦炎（含慢性鼻窦炎急性发作）。	口服。15岁以上儿童及成人，一次50～100滴（3.1ml～6.2ml）；7～14岁儿童，一次25滴（2ml）；2～6岁儿童，一次15滴（1ml），一日3次。	医保
	滴通鼻炎水	祛风清热，宣肺通窍。	用于伤风鼻塞，鼻窒（慢性鼻炎），鼻鼽（过敏性鼻炎）、鼻渊（鼻窦炎）。	外用喷鼻。除盖，喷颈向上伸入鼻前庭，一次2～3滴，一日3～4次。	医保
	鼻舒康喷剂	通鼻，抑菌，消炎，抗过敏。	本品可抑制金黄色葡萄球菌、大肠杆菌等多种病原菌，恢复鼻腔自洁功能。适用于急、慢性鼻炎，过敏性鼻炎，肥厚性鼻炎，萎缩性鼻炎，干燥性鼻炎，鼻窦炎，鼻黏膜肿胀，鼻痒，不闻香臭等人群。	外用，喷鼻。一日2～3次，每次按1～2下使喷液直接均匀喷于鼻腔。	
	鼻舒宁喷剂	清热解毒，散风消痈，醒神通窍。	适用于各种致病菌引起的急慢性鼻炎、鼻窦炎、过敏性鼻炎、萎缩性鼻炎，感冒引起的鼻塞、流涕患者等鼻腔诸症的消毒抑菌。亦可预防呼吸道疾病的发生，修复受损的鼻腔黏膜及用于鼻腔的日常清洁护理。	将本品适量用于鼻部，一日3～4次。	

证型	药物名称	功能	主治病症	用法用量	备注
	鼻窦炎口服液	通利鼻窍。	用于鼻塞不通，流黄稠涕；急、慢性鼻炎，副鼻窦炎等。	口服。一次10ml，一日3次，20日为一疗程。	医保，药典
	鼻渊舒胶囊（口服液）	疏风清热，祛湿通窍。	用于急性鼻炎肺经风热证及急性鼻窦炎胆腑郁热证者。多用于治疗鼻炎、伤风鼻塞等范畴之鼻部疾病者（鼻涕浓稠、量多、口苦心烦、头昏、胸闷、鼻塞、头痛涕多、鼻甲充血、肿胀等）。	胶囊：口服。一次3粒，一日3次；7天一疗程，或遵医嘱。口服液：口服。一次10ml，一日2～3次；7天一疗程。	胶囊：医保，药典口服液：医保，药典
胆腑郁热证	龙胆泻肝丸（颗粒、胶囊）	清肝胆，利湿热。	用于肝胆湿热，头晕目赤，耳鸣耳聋，耳肿疼痛，胁痛口苦，尿赤涩痛，湿热带下。	丸剂：口服。规格（1）水丸，一次3～6g；规格（2）浓缩丸，一次8丸；规格（3）大蜜丸，一次1～2丸，一日2次。颗粒剂：开水冲服。一次1～2袋，一日2次。胶囊：口服。一次4粒，一日3次。片剂：口服。一次4～6片，一日2～3次。	丸剂：医保，药典颗粒剂：医保胶囊：医保
	藿胆丸（片、滴丸）	芳香化浊，清热通窍。	用于湿浊内蕴、胆经郁火所致的鼻塞、流清涕或浊涕、前额头痛。	丸剂：口服。一次3～6g，一日2次。片剂：口服。一次3～5片，一日2～3次。儿童酌减或饭后服用，遵医嘱。滴丸：口服。一次4～6粒，一日2次。	丸剂：基药，医保，药典片剂：基药，医保，药典滴丸：基药，医保，药典
	藿胆鼻炎胶囊	清风热，通鼻窍。	用于慢性鼻炎，慢性副鼻窦炎及过敏性鼻炎。	口服。一次2粒，一日3次。	
	康乐鼻炎片	见210页	同前	同前	同前

证型	药物名称	功能	主治病症	用法用量	备注
脾胃湿热证	鼻炎宁颗粒（胶囊）	清湿热，通鼻窍，疏肝气，健脾胃。	用于慢性鼻炎，慢性副鼻窦炎，过敏性鼻炎，亦可用于急性传染性肝炎，慢性肝炎，迁延性肝炎。	颗粒剂：开水冲服。一次15g，一日2～3次。胶囊：口服。一次5粒，一日3次。	
	千喜片	清热解毒，消炎止痛，止泻止痢。	用于肠炎，结肠炎，细菌性痢疾和鼻窦炎等。	口服。一次2～3片，一日3～4次，重症患者首次可服4～6片。	
	上清丸（片、胶囊）	清热散风，解毒，通便。	用于头晕耳鸣，目赤，鼻窦炎，口舌生疮，牙龈肿痛，大便秘结。	丸剂：口服。规格（1）大蜜丸，一次1丸；规格（2）水丸，一次6g，一日1～2次。片剂：口服。一次2片，一日2次。胶囊：口服。一次3粒，一日2次。	丸剂：医保片剂：医保胶囊：医保
	甘露消毒丸	芳香化浊，清热解毒。	用于暑湿蕴结，身热肢酸，胸闷腹胀，尿赤黄疸。	口服。一次6～9g，一日2次。	药典
	鼻咽清毒颗粒	清热解毒，化痰散结。	用于热毒蕴结鼻咽所致的鼻咽肿痛以及鼻咽部慢性炎症，鼻咽癌放射治疗后分泌物增多等症。	口服。规格（1）、（2）一次20g，一日2次，30天为一疗程。儿童用量：5岁以上半量，5岁以下1/3量。	
	康乐鼻炎片	见210页	同前	同前	同前
肺气虚寒证	玉屏风颗粒（口服液、胶囊）	益气，固表，止汗。	用于表虚不固，自汗恶风，面色㿠白，或体虚易感风邪者。	颗粒剂：开水冲服。一次1袋，一日3次。口服液：口服。一次10ml，一日3次。胶囊：口服。一次2粒，一日3次。	颗粒剂：基药，医保，药典口服液：药典

证型	药物名称	功能	主治病症	用法用量	备注
肺气虚寒证	辛芩颗粒（片、胶囊）	益气固表，祛风通窍。	用于肺气不足、风邪外袭所致的鼻痒、喷嚏、流清涕，易感冒；过敏性鼻炎见上述证候者。	颗粒剂：开水冲服。规格（1）、（2）一次1袋，一日3次，20日为一疗程。 片剂：口服。一次3片，一日3次，20日为一疗程。 胶囊：口服。一次4粒，一日3次，20日为一疗程。	颗粒剂：基药，医保，药典
脾气虚弱证	补中益气丸（颗粒、口服液）	补中益气，升阳举陷。	用于脾胃虚弱、中气下陷所致的泄泻、脱肛、阴挺，症见体倦乏力、食少腹胀、便溏久泻、肛门下坠或脱肛、子宫脱垂。	丸剂：口服。规格（1）大蜜丸，一次1丸，一日2～3次；规格（2）浓缩丸，一次8～10丸，一日3次；规格（3）水丸，一次6g，一日2～3次。 颗粒剂：口服。一次3g，一日2～3次。 口服液：口服。一次10ml，一日2～3次。	丸剂：基药，医保 颗粒剂：基药，医保
	参苓白术散（丸、颗粒、胶囊、口服液）	补脾胃，益肺气。	用于脾胃虚弱，食少便溏，气短咳嗽，肢倦乏力。	散剂：口服。规格（1）、（2）、（3）一次6～9g，一日2～3次。 丸剂：口服。一次6g，一日3次。 颗粒剂：口服。一次6g，一日3次。 胶囊：口服。一次3粒，一日3次。 口服液：口服。一次10ml，一日3次；或遵医嘱。	散剂：基药，医保 丸剂：基药，医保 颗粒剂：基药，医保
	二陈丸（合剂）	燥湿化痰，理气和胃。	用于咳嗽痰多，胸脘胀闷，恶心呕吐。	丸剂：口服。规格（1）水丸，一次9～15g，一日2次；规格（2）浓缩丸，一次12～16丸，一日3次。 合剂：口服。一次10～15ml，一日3次，用时摇匀。	丸剂：医保，药典

急性咽炎

急性咽炎（acute pharyngitis）是咽黏膜、黏膜下组织的急性炎症，多累及咽部淋巴组织。此病可单独发生，亦常继发于急性鼻炎或急性扁桃体炎。可发生于任何年龄，发病常见于秋、冬季及冬春之交的时节。

本病发病一般由病毒感染、细菌感染和环境因素引起。①病毒感染：以柯萨奇病毒、腺病毒、副流感病毒多见，鼻病毒及流感病毒次之，通过飞沫和密切接触传播。②细菌感染：以链球菌、葡萄球菌及肺炎链球菌多见，其中以A组乙型链球菌感染者最为严重，可导致远处器官的化脓性病变，称为急性脓毒性咽炎。③环境因素：如高温、粉尘、烟雾、刺激性气体等均可引起本病。病理表现为咽黏膜充血，血管扩张及浆液渗出，使黏膜下血管及黏液腺周围有中性粒细胞及淋巴细胞浸润，黏膜肿胀增厚。病变较重者，淋巴滤泡肿大，突出咽壁并有黄白色点状渗出物，常有颈部淋巴结肿大。

急性咽炎一般起病较急，先有咽部干燥，灼热、粗糙感，继有明显咽痛，吞咽时尤重，咽侧索受累时疼痛可放射至耳部。全身症状一般较轻，但因年龄、免疫力以及病毒、细菌毒力不同而程度不一，可有发热、头痛、食欲不振和四肢酸痛等。

咽部检查可见口咽部黏膜呈急性弥漫性充血、肿胀；咽后壁淋巴滤泡隆起，表面可见黄白色点状渗出物；悬雍垂及软腭水肿；颌下淋巴结肿大，压痛；鼻咽及喉咽部也可呈急性充血，严重者可见会厌水肿。临床可行咽拭子培养和抗体测定，以明确病因，实验室检查白细胞数量可因病原的不同表现为减少、正常或增多。

无全身症状或症状较轻者，可局部用药，全身症状较重伴有高热者，应针对病因应用抗病毒药、抗生素等进行治疗。

本病中医称之为"急喉痹"，是由于风热或风寒外邪侵袭，上犯咽喉或肺胃热盛，上攻咽喉而引起的急性咽部疾病。

一、中医病因病机分析及常见证型

机体因气候骤变，起居不慎，肺卫失固，易为风邪所中。风为百病之长，风邪致病有夹寒夹热之分，风寒束表，卫阳被遏，不得宣泄，壅结咽喉；风热犯肺，宣降失司，邪热壅结咽喉；外邪不解，壅盛传里或过食辛热煎炒、醇酒之类，肺胃蕴热，复感外邪，内外邪热搏结，蒸灼咽喉均可引发本病。故有风热侵袭，上犯咽喉；风寒侵袭，上犯咽喉；肺胃热盛，上攻咽喉之分。

二、辨证选择中成药

1. 风热侵袭，上犯咽喉

【临床表现】咽痛较重，吞咽时痛增，发热，恶风，头痛，咳痰黄稠；舌苔薄黄，脉浮数。检查可见咽部黏膜鲜红、肿胀，或颌下有臖核。

【辨证要点】咽痛，伴发热恶风，咳痰黄稠；舌苔薄黄，脉浮数。

【病机简析】风热外邪侵袭，客于肺系，结聚于咽，则咽痛；邪热内郁肌腠，则发热；热性开泄，热邪侵袭，腠理疏松，则恶风；热邪上攻头目则头痛；风热袭肺，肺失肃降，则咳痰黄稠。

【治法】疏风清热，消肿利咽。

【辨证选药】常选用银黄口服液（颗粒、胶囊、片、滴丸）、清咽滴丸、复方瓜子金颗粒（含片）、金嗓开音丸、清开灵颗粒（胶囊、片、注射液）、复方鱼腥草片、利咽解毒颗粒、灵丹草颗粒、热炎宁颗粒（胶囊）、银蒲解毒片、连花清瘟胶囊（颗粒）、西瓜霜润喉片（喷剂）、清热解毒软胶囊、双黄连合剂（口服液、颗粒、胶囊、片）、复方双花口服液（颗粒）、蒲地蓝消炎口服液（片）、虎梅含片、芩翘口服液、西园喉药散等。

此类中成药的组方多用金银花、连翘、黄芩、板蓝根、牛蒡子、荆芥、防风等药物，以达到疏风清热，消肿利咽的作用。

2. 风寒侵袭，上犯咽喉

【临床表现】咽痛较轻，伴恶寒发热，头痛身痛无汗，咳嗽痰稀；舌质淡红，脉浮紧。检查见喉部黏膜淡红。

【辨证要点】咽痛，伴恶寒发热，咳嗽痰稀；舌淡红，脉浮紧。

【病机简析】风寒外袭，卫阳郁遏，不得宣泄，邪不外达，凝聚于咽，出现咽痛；寒为阴邪，寒邪束表，阻遏卫阳不能透达肌表，失去卫外温煦作用，出现恶寒；感受风寒，机体正气奋起抗邪，正邪交争，见发热；寒邪束表，毛窍闭塞，津液不能通达于外，则无汗；寒性凝滞，风寒束表，阻滞脉络，不通则痛，见头痛身痛；风寒袭肺，肺失宣降，出现咳嗽痰稀等症状。

【治法】疏风散寒，宣肺利咽。

【辨证选药】常选用感冒软胶囊、正柴胡饮颗粒、感冒通片、感冒清热颗粒（胶囊、口服液）、肿痛安胶囊等药物。

此类中成药多以麻黄、桂枝、荆芥、防风、僵蚕、桔梗、甘草等药物为主，以达疏风散寒，宣肺利咽之功。

3. 肺胃热盛，上攻咽喉

【临床表现】咽部疼痛较剧，吞咽困难，发热，口渴喜饮，口气臭秽，大便燥结，小便短赤；舌质红，脉洪数。检查见咽部红赤肿胀明显，喉底颗粒红肿，颌下有臖核。

【辨证要点】咽痛较剧，吞咽困难，发热，口臭，大便燥结，小便短赤；舌质红，脉洪数。

【病机简析】肺胃热盛，火热燔灼咽喉，气血瘀滞，则咽痛较剧，吞咽困难；里热蒸腾，向外升散，则发热；热盛伤津，则口渴喜饮，大便燥结，小便短赤；胃火内盛，胃中浊气上冲，则口气臭秽；火热邪毒结于颌下，则颌下起臖核；舌质红、舌苔黄、脉洪数为里热之证。

【治法】清热解毒，消肿利咽。

【辨证选药】常选用黄连上清丸（颗粒、胶囊、片）、冰硼散、冬凌草片、喉疾灵胶囊、北豆根片、一清颗粒（胶囊）、牛黄解毒丸（胶囊、软胶囊、片）、喉咽清口服液、青果丸、蓝芩口服液（颗粒）、六神丸、双料喉风散、清咽润喉胶囊、猴耳环消炎颗粒、众生丸、清降片（丸）、射干利咽口服液等。

此类中成药多由黄连、黄芩、大黄、栀子、板蓝根等药物组成，清解肺胃之实热，以达清热解毒，消肿利咽之功。

三、用药注意

临床选药必须以辨证论治的思想为指导，针对不同证型，选择与其相对症的药物，才能收到较为满意的疗效。本病起病较急，多为感冒的合并症，应及时用药，防止传变；另外，患者宜饮食清淡，忌过食辛辣、肥甘厚味，戒除烟酒；宜生活规律，起居有常，防寒保暖，改善环境卫生，减少空气污染；加强体育锻炼，增强体质；积极治疗邻近器官的疾病以防诱发或加重本病，如急性鼻炎、急性鼻窦炎等。服药期间忌服温补性中成药。如正服用其他药物，应告诉医师或者药师。药品贮藏宜得当，存于阴凉干燥处，药品性状发生改变时禁止服用。药品必须妥善保管，放在儿童不易接触的地方，以防发生意外。儿童若需用药，务请咨询医师，并必须在成人的监护下使用。严格按照用法用量服用，对于具体药品的饮食禁忌、配伍禁忌、妊娠禁忌、证候禁忌、病证禁忌、特殊体质禁忌、特殊人群禁忌等，各药品内容中均有详细介绍，用药前务必仔细阅读。

附一

常用治疗急性咽炎的中成药药品介绍

（一）风热侵袭，上犯咽喉证常用中成药品种

银黄口服液（颗粒、胶囊、片、滴丸）

【处方】金银花提取物、黄芩提取物。

【功能与主治】清热疏风，利咽解毒。用于外感风热、肺胃热盛所致的咽干、咽痛、喉核肿大、口渴、发热；急慢性扁桃体炎、急慢性咽喉炎、上呼吸道感染见上述证候者。

【用法与用量】

口服液：口服。一次 10 ~ 20ml，一日 3 次；小儿酌减。

颗粒剂：开水冲服。规格（1）、（2）一次 1 ~ 2 袋，一日 2 次。

胶囊：口服。一次 2 ~ 4 粒，一日 4 次。

片剂：口服。一次 2 ~ 4 片，一日 4 次。

滴丸：口服。一次 1 ~ 2 袋，一日 4 次。

【注意事项】

1. 忌辛辣、鱼腥食物。

2. 脾气虚寒，症见大便溏者慎用。

3. 扁桃体化脓及全身高热者应去医院就诊。

4. 银黄注射液不宜静脉注射，以免引起严重反应。

5. 外感风寒者不宜使用。

【规格】

口服液：每支装 10ml。

颗粒剂：每袋装（1）2g，（2）4g。

胶囊：每粒装 0.3g。

片剂：每片重 0.25g。

滴丸：每袋装 2.5g。

【贮藏】 密封。

【药理毒理】 银黄制剂具有降低细菌内毒素活性、抑制肠毒素的作用。

· **降低细菌内毒素活性** 银黄口服液直接影响细菌内毒素活性，效果明显，最低有效浓度为 6.25%[1]。

· **抑制肠毒素** 小鼠实验表明银黄口服液可以明显抑制肠毒

素致乳鼠急性中毒反应[1]。

【临床报道】临床研究治疗小儿急性咽炎。治疗组（n=30）应用银黄颗粒加温水冲服，如有轻度腹泻可酌情减量，3d为一个疗程。对照组（n=30）应用林可霉素肌注，3d为一个疗程。另外，两组病例必要时可应用退热剂对症治疗。结果：治疗组显效10例，有效17例，无效3例，总有效率为90%；对照组显效6例，有效12例，无效12例，总有效率60%。此研究中，治疗组3d内的总有效率达90%，疗效满意，无不良反应。此外，临床观察还发现长时间或间歇服用银黄颗粒7～10d，可预防上呼吸道感染[2]。

【参考文献】

[1] 万金洲，方海燕，熊久林.银黄口服液抗细菌毒素的作用[J].时珍国药研究，1997，8（2）：137-138.

[2] 王超，孙丽霞.银黄颗粒治疗小儿急性咽炎30例[J].天津药学，2006，18（4）：76.

清咽滴丸

【处方】青黛、甘草、诃子、薄荷脑、冰片、人工牛黄。

【功能与主治】疏风清热，解毒利咽。用于风热喉痹，咽痛、咽干、口渴；或微恶风、发热，咽部红肿，舌边尖红，苔薄白或薄黄，脉浮数或滑数，适于急性咽炎见上述证候者。

【用法与用量】含服。一次4～6粒，一日3次。

【禁忌】对本品过敏者禁用。

【注意事项】

1. 忌食辛辣、鱼腥食物。

2. 孕妇慎用。

【规格】每丸重 20mg。

【贮藏】密封，置阴凉干燥处。

【临床报道】

1．应用清咽滴丸治疗外感风热所致的急喉痹 64 例（治疗组）每次 6 粒，含化，每日 3 次，5 天为一疗程；对照组 32 例，服用六神丸，每次 10 粒，含化，每日 2 次，5 天为一疗程。结果：治疗组痊愈 35 例，显效 9 例，有效 11 例，无效 9 例，总有效率 85.94%；对照组痊愈 17 例，显效 5 例，有效 5 例，无效 5 例，总有效率 84.37%。两组差异无显著性意义[1]。

2．临床研究中使用清咽滴丸含服治疗急性咽炎为治疗组，每次 6 丸，每日 3 次；对照组用杜灭分片，每次 3 片，每日 3 次。伴有发热者给予解热药，5 天为一疗程，两组均观察一疗程。两组总疗效比较：治疗组 30 例，痊愈 12 例，显效 10 例，有效 6 例，无效 2 例，总有效率为 93.3%，愈显率为 73.3%；对照组 30 例，痊愈 7 例，显效 9 例，有效 12 例，无效 2 例，总有效率为 93.3%，愈显率为 53.3%。两组愈显率比较，差异有显著性（$P < 0.05$）[2]。

【参考文献】

[1] 石志兴，林文森．清咽滴丸治疗急性咽炎临床观察 [J]．中国中西医结合耳鼻咽喉科杂志，2006，1（5）：323-324.

[2] 刘大新．清咽滴丸含服治疗急性咽炎 30 例 [J]．中医杂志，2006，47（8）：601.

复方瓜子金颗粒（含片）

【处方】瓜子金、大青叶、野菊花、海金沙、白花蛇舌草、紫花地丁。

【功能与主治】利咽清热，散结止痛，祛痰止咳。用于风热证的急性咽炎、痰热证的慢性咽炎急性发作及其他上呼吸道感染。

【用法与用量】

颗粒剂：开水冲服。一次 20g，一日 3 次；儿童酌减。

片剂：含服。一次 1 ~ 2 片，一小时 2 ~ 4 片，一日 12 ~ 24 片。

【禁忌】对本品过敏者禁用。

【注意事项】

1．忌辛辣、鱼腥食物。

2．孕妇慎用。

3．脾气虚寒，症见大便溏者慎用。

4．过敏体质者慎用。

5．咽痛伴风寒感冒，症见恶寒发热，无汗，鼻流清涕者慎用。

【规格】

颗粒剂：每袋装 20g（相当原药材 28g）。

片剂：每片重 0.1g（相当于原生药 3.5g）。

【贮藏】密封，防潮。

【临床报道】将小儿急性咽炎 160 例分为两组，治疗组 102 例给予复方瓜子金颗粒口服，7g/ 次，3 次 /d；对照组 68 例给予头孢唑林和利巴韦林静滴。结果：治疗组治愈 85 例，有效 13 例，无效 4 例，总有效率 96.1%；对照组治愈 34 例，有效 18 例，无效 6 例，总有效率 89.6%（$P < 0.05$），表明复方瓜子金颗粒治疗小儿急性咽炎具有良好疗效[1]。

【参考文献】

[1] 彭君，刘政.复方瓜子金颗粒治疗小儿急性咽炎疗效观察
[J].实用中西医结合临床，2012，12（1）：44-56.

金嗓开音丸

【处方】 金银花、连翘、玄参、板蓝根、赤芍、黄芩、桑叶、菊花、前胡、苦杏仁、牛蒡子、泽泻、胖大海、僵蚕、蝉蜕、木蝴蝶。

【功能与主治】 清热解毒，疏风利咽。用于风热邪毒所致的咽喉肿痛，声音嘶哑；急性咽炎、亚急性咽炎、喉炎见上述证候者。

【用法与用量】 口服。规格（1）水蜜丸，一次60～120丸；规格（2）大蜜丸，一次1～2丸，一日2次。

【注意事项】 忌烟、酒及辛辣食物。

【规格】（1）每10丸重1g，（2）每丸重9g。

清开灵颗粒（胶囊、片、注射液）

【处方】 胆酸、珍珠母、猪去氧胆酸、栀子、水牛角、板蓝根、黄芩苷、金银花。

【功能与主治】 清热解毒，镇静安神。用于外感风热时毒，火毒内盛所致高热不退，烦躁不安，咽喉肿痛，舌质红绛，苔黄，脉数者；上呼吸道感染、病毒性感冒、急性化脓性扁桃体炎、急性咽炎、急性气管炎、高热等病症属上述证候者。

【用法与用量】

颗粒剂：口服。一次1～2袋，一日2～3次；儿童酌减，或遵医嘱。

胶囊：口服。一次2～4粒，一日3次；儿童酌减，或遵医嘱。

片剂：口服。一次1～2片，一日3次；儿童酌减，或遵医嘱。

注射液：肌内注射，一日2～4ml；重症患者静脉滴注，一日20～40ml，以10%葡萄糖注射液200ml或0.9%氯化钠注射液100ml稀释后使用。

【注意事项】

1．忌烟、酒及辛辣、生冷、油腻食物。

2．平素脾胃虚寒及久病体虚患者如出现腹泻时慎用。

3．孕妇及高血压、心脏病患者慎用。

【规格】

颗粒剂：每袋装3g（含黄芩苷20mg）。

胶囊：每粒装0.25g（含黄芩苷10mg）。

片剂：每片重0.5g（含黄芩苷20mg）。

注射液：每支装（1）2ml，（2）10ml。

【临床报道】临床研究治疗急性咽炎，实验组用清开灵片，对照组用金嗓开音丸，愈显率分别为54.24%、44.83%，无显著性差异；总有效率分别为95.48%、86.21%，有显著性差异，表明清开灵片治疗急性咽炎（急喉痹，外感风热证）安全、有效[1]。

【参考文献】

[1] 高翔，李天翥.清开灵片治疗上呼吸道感染和急性咽炎的疗效及安全性[J].黑龙江医药，2010，23（3）：434-437.

复方鱼腥草片

【处方】鱼腥草、黄芩、板蓝根、连翘、金银花。

【功能与主治】清热解毒。用于外感风热所致的急喉痹、急乳蛾，症见咽部红肿、咽痛；急性咽炎、急性扁桃体炎见上述证候者。

【用法与用量】口服。一次 4 ~ 6 片，一日 3 次。

【规格】每片重 0.41g。

【贮藏】密封。

利咽解毒颗粒

【处方】板蓝根、金银花、连翘、薄荷、牛蒡子、山楂、桔梗、大青叶、僵蚕、玄参、黄芩、地黄、天花粉、大黄、浙贝母、麦冬。

【功能与主治】清肺利咽，解毒退热。用于外感风热所致的咽痛、咽干、喉核红肿、两腮肿痛、发热恶寒；急性扁桃体炎、急性咽炎、腮腺炎见上述证候者。

【用法与用量】开水冲服。规格（1）、（2）一次 1 袋，一日 3 ~ 4 次。

【注意事项】忌食辛辣、过咸食物。

【规格】每袋装（1）20g（相当于饮片 19g），（2）6g（无蔗糖，相当于饮片 19g）。

【贮藏】密封。

灵丹草颗粒

【处方】臭灵丹草。

【功能与主治】清热疏风，解毒利咽，止咳祛痰。用于风热邪毒，咽喉肿痛及肺热咳嗽；急性咽炎、扁桃体炎、上呼吸道感染见上述证候者。

【用法与用量】开水冲服。一次 3 ~ 6g，一日 3 ~ 4 次；或遵医嘱。

【规格】每袋装 3g。

【贮藏】密封，置干燥处。

热炎宁颗粒（胶囊）

【处方】蒲公英、虎杖、北败酱、半枝莲。

【功能与主治】清热解毒。用于外感风热、内郁化火所致的风热感冒、发热、咽喉肿痛、口苦咽干、咳嗽痰黄、尿黄便结；化脓性扁桃体炎、急性咽炎、急性支气管炎、单纯性肺炎见上述证候者。

【用法与用量】

颗粒剂：开水冲服。规格（1）、（2）一次 1～2 袋，一日 2～4 次；或遵医嘱。

胶囊：口服。一次 4～8 粒，一日 2～4 次。

【规格】

颗粒剂：每袋装（1）16g，（2）4g（无蔗糖）。

胶囊：每粒装 0.5g。

【贮藏】密封。

【药理毒理】热炎宁颗粒具有抗炎、抑菌和解热的作用。

· **抗炎作用** 热炎宁颗粒对采用氨水制作急性咽炎模型大鼠的急性咽炎表征及组织病理学变化有较好的改善作用，并对二甲苯所致小鼠耳肿胀和蛋清引起的大鼠足肿胀有抑制作用[1]。

· **抑菌作用** 实验研究发现热炎宁颗粒对呼吸道常见的致病菌具有一定的抑制作用[2]。

· **解热作用** 实验研究证明热炎宁颗粒可以降低发热家兔体

温的作用[2]。

【参考文献】

[1] 黄霓辉，李勇敏，彭淑珍.热炎宁颗粒的抗炎作用研究 [J].湖南中医药导报，2003，9（5）：64-65.

[2] 贾红慧，勾俪，包涵，等.热炎宁颗粒的抑菌、抗炎和解热作用研究 [J].中药药理与临床，2007，23（2）：66-67.

银蒲解毒片

【处方】 山银花、蒲公英、野菊花、紫花地丁、夏枯草。

【功能与主治】 清热解毒。用于风热型急性咽炎，症见咽痛、充血，咽干或具灼热感，舌苔薄黄。

【用法与用量】 口服。一次 4～5 片，一日 3～4 次；小儿酌减。

【规格】 糖衣片，片芯重 0.35g。

【贮藏】 密封。

连花清瘟胶囊（颗粒）

【处方】 连翘、金银花、炙麻黄、炒苦杏仁、石膏、板蓝根、绵马贯众、鱼腥草、广藿香、大黄、红景天、薄荷脑、甘草。

【功能与主治】 清瘟解毒，宣肺泄热。用于治疗流行性感冒属热毒袭肺证，症见发热或高热，恶寒，肌肉酸痛，鼻塞流涕，咳嗽，头痛，咽干咽痛，舌偏红，苔黄或黄腻等。

【用法与用量】

胶囊：口服。一次 4 粒，一日 3 次。

颗粒剂：口服。一次 1 袋，一日 3 次。

【规格】

胶囊：每粒装 0.35g。

颗粒剂：每袋装 6g。

【贮藏】密封，置阴凉干燥处（不超过 20℃）。

【临床报道】临床用连花清瘟胶囊治疗急性咽炎 30 例为治疗组；对照组 30 例用杜灭芬片。结果：治疗组痊愈 12 例，显效 10 例，有效 6 例，无效 2 例，总有效率为 93.3%，愈显率为 73.3%；对照组痊愈 7 例，显效 9 例，有效 12 例，无效 2 例，总有效率为 93.3%，愈显率为 53.3%。两组愈显率比较，差异有显著性（P < 0.05）[1]。

【参考文献】

[1] 肖志刚.连花清瘟胶囊治疗急性咽炎 30 例 [J].中医中药，2007，4（12）：72.

西瓜霜润喉片（喷剂）

【处方】葫芦科植物西瓜的成熟果实与芒硝加工而成的白色结晶粉末。

【功能与主治】清热解毒，消肿止痛。用于咽喉肿痛，口舌生疮，牙龈肿痛或出血，乳蛾口疮，小儿鹅口疮及轻度烫火伤与创伤出血；急、慢性咽喉炎，扁桃体炎，口腔炎，口腔溃疡见上述证候者。

【用法与用量】

片剂：含化。规格（1）每小时 2 ~ 4 片，规格（2）每小时 1 ~ 2 片。

喷剂：外用，喷、吹或敷于患处。一次适量，一日数次。

【规格】

片剂：每片重（1）0.6g，（2）1.2g。

喷剂：每支装 2.5g。

【贮藏】 密封，避光。

【临床报道】

1．临床研究治疗急性咽炎，治疗组用西瓜霜润喉片口含，每小时 4 片；对照组用六神丸口服，每次 8 粒，每日 3 次，儿童酌减剂量。7d 为一疗程，均观察一疗程。观察期间，禁用一切具有消炎、抗感染、止痛等作用的中西药物。结果：治疗组 80 例，痊愈 58 例，显效 12 例，有效 6 例，无效 4 例，总有效率 95%；对照组 78 例，痊愈 40 例，显效 17 例，有效 16 例，无效 5 例，总有效率 93.59%。结论：西瓜霜润喉片和六神丸治疗急性咽炎都有较高的有效率，但西瓜霜润喉片在控制临床症状、退热、抑制致病菌、临床治愈等方面均优于六神丸[1]。

2．临床报道使用西瓜霜喷剂治疗急性咽炎。随机将 3438 例急性咽炎患者分为实验组 1728 例，对照组 1710 例。实验组用西瓜霜喷剂，直接将粉末喷于咽后壁、舌根部，每日 4 次，每次适量，7d 为一疗程。对照组口服麦迪霉素，一次 0.3g，一日 3 次，7 天一疗程。结果：实验组痊愈 702 例，显效 496 例，有效 408 例，无效 120 例，总有效率为 93.06%；对照组痊愈 378 例，显效 504 例，有效 252 例，无效 576 例，总有效率为 66.32%，卡方检验 $P < 0.05$，两组疗效差异有显著性意义，实验组明显优于对照组[2]。

【参考文献】

[1] 范伏元，刘玉铉，黎让贤．西瓜霜润喉片治疗急性咽炎临床观察 [J]．北京中医，1997，（2）：64-65.

[2] 刘西长.西瓜霜喷剂治疗急性咽炎的临床观察 [J].中国中西医结合耳鼻咽喉科杂志，2002，10（2）：96.

清热解毒软胶囊

【处方】 生石膏、金银花、玄参、地黄、连翘、栀子、甜地丁、黄芩、龙胆、板蓝根、知母、麦冬。

【功能与主治】 清热解毒。用于热毒壅盛所致的发热面赤、烦躁口渴、咽喉肿痛等症；流感、上呼吸道感染见上述证候者。

【用法与用量】 口服。一次3~6粒，一日3次。

【注意事项】

1．忌烟、酒及辛辣、生冷、油腻食物。

2．脾胃虚寒泄泻者慎服。

【规格】 每粒装0.8g。

【贮藏】 密封，防晒。

【临床报道】 临床运用清热解毒软胶囊治疗急性咽炎60例，治愈48例，有效10例，无效2例，总有效率96.7%[1]。

【参考文献】

[1] 于新露，张丽萍，习玉华.清热解毒软胶囊治疗急性咽炎的临床观察 [J].中医药信息，2006，23（3）：28-29.

双黄连合剂（口服液、颗粒、胶囊、片）

【处方】 金银花、黄芩、连翘。

【功能与主治】 疏风解表，清热解毒。用于外感风热所致的感冒，症见发热，咳嗽，咽痛。

【用法与用量】

合剂（含口服液）：口服。一次20ml，一日3次；小儿酌减，或遵医嘱。

颗粒剂：口服或开水冲服。规格（1）一次10g，一日3次；6个月以下，一次2~3g；6个月~1岁，一次3~4g；1~3岁，一次4~5g；3岁以上儿童酌量，或遵医嘱。规格（2）一次5g，一日3次；6个月以下，一次1~1.5g；6个月~1岁，一次1.5~2g；1~3岁，一次2~2.5g；3岁以上儿童酌量，或遵医嘱。

胶囊：口服。一次4粒，一日3次；小儿酌减，或遵医嘱。

片剂：口服。一次4片，一日3次；小儿酌减，或遵医嘱。

【注意事项】

1．忌烟、酒及辛辣、生冷、油腻食物。

2．风寒感冒者不适用，其表现为恶寒重，发热轻，无汗，鼻塞流清涕，口不渴，咳吐稀白痰。

3．糖尿病患者及有高血压、心脏病、肝病、肾病等慢性病严重者、孕妇或正在接受其他治疗的患者，均应在医师指导下服用。

【规格】

合剂（含口服液）：（1）每瓶装100ml，（2）每瓶装200ml，（3）每支装10ml，（4）每支装20ml。

颗粒剂：每袋装（1）5g（相当于净饮片15g），（2）5g（相当于净饮片30g）。

胶囊：每粒装0.4g。

片剂：每片重 0.53g。

【贮藏】密封，避光，置阴凉干燥处。

复方双花口服液（颗粒）

【处方】金银花、连翘、穿心莲、板蓝根。

【功能与主治】清热解毒，利咽消肿。用于风热外感，风热乳蛾，症见发热、微恶风，鼻塞流涕，咽红而痛或咽喉干燥灼痛，吞咽则加剧，咽扁桃体红肿，舌边尖红苔薄黄或舌红苔黄，脉浮数或数。

【用法与用量】

口服液：口服。一次 20ml，一日 4 次。

颗粒剂：口服。一次 1 袋，一日 4 次。

【注意事项】

1．不宜与乳酶生同时服用，因为它的抗菌消炎作用可抑制或消除乳酶杆菌的活力，使乳酶生药效降低或丧失。

2．忌烟、酒及辛辣、生冷、油腻食物。

【规格】

口服液：每支装 10ml。

颗粒剂：每袋装 6g。

【贮藏】密封。

【药理毒理】复方双花口服液具有解热、抗炎、抑菌作用。

·**解热作用**　实验研究表明，复方双花口服液对发热家兔有明显的解热作用[1]。

·**抗炎作用**　复方双花口服液能明显抑制巴豆油所致小鼠耳郭肿胀，具有抗炎作用[1]。

·**抑菌作用** 复方双花口服液对金黄色葡萄球菌等 10 种致病细菌具有不同程度的抑菌作用[1]。

【参考文献】

[1] 覃筱燕，张淑萍，杨林，等. 复方双花口服液的解热、抗炎、抑菌作用的实验研究 [J]. 中央民族大学学报（自然科学版），2003，12（4）：315-318.

蒲地蓝消炎口服液（片）

【处方】 蒲公英、黄芩、苦地丁、板蓝根。

【功能与主治】 清热解毒，抗炎消肿。用于疖肿、腮腺炎、咽炎、扁桃腺炎等。

【用法用量】

口服液：口服。一次 10ml，一日 3 次；小儿酌减。如有沉淀，摇匀后服用。

片剂：口服。一次 5 ~ 8 片，一日 4 次。

【注意事项】

1．忌食辛辣刺激性食物。

2．孕妇及脾胃虚寒症见腹痛、喜暖、泄泻者慎用。

3．疮疖较重或局部变软化脓，或扁桃体有化脓及全身高热者应到医院就诊。

【规格】

口服液：每支装 10ml。

片剂：每片重 0.3g。

【贮藏】 密封，置阴凉处。

【临床报道】 有临床报道，应用蒲地蓝消炎口服液治疗小儿急性扁桃体炎与急性咽炎 162 例，治愈 63 例，显效 48 例，有效 37 例，总有效率 91.3%[1]。

【参考文献】

[1] 郭可瑜.蒲地蓝消炎口服液治疗 162 例小儿急性扁桃体炎与急性咽炎的疗效 [J].实用医技杂志，2006，13（9）：1560.

虎梅含片

【处方】 虎杖、乌梅、薄荷脑。

【功能与主治】 疏风清热，解毒利咽，生津止渴。用于急性咽炎、慢性咽炎急性发作，属风热证者。

【用法与用量】 含服。一次连服 4 片，一日 4 次。

【规格】 每片重 0.6g。

【贮藏】 密封，置阴凉处。

【临床报道】 虎梅含片治疗急性咽炎风热者 40 例，有效率高达 96.4%[1]。

【参考文献】

[1] 陈绿琦.虎梅含片治疗急性咽炎的临床疗效观察 [J].浙江中西医结合杂志，1999，9（1）：38.

芩翘口服液

【处方】 黄芩、连翘、荆芥、野菊花、玄参、水牛角、大黄（酒炙）、皂角刺、蜂房。

【功能与主治】 疏风清热，解毒利咽，消肿止痛。用于急喉痹（急性咽炎）、风热乳蛾（急性充血性扁桃体炎）属内有郁热、外感风邪证者，症见咽痛或吞咽痛，咽干灼热，口渴多饮，咳嗽、痰黄，便干、尿黄，舌质红，苔薄白或黄，脉浮数有力。

【用法与用量】口服。一次 20ml，一日 3 次。

【禁忌】肝肾功能不全者忌用。

【注意事项】孕妇慎用。

【规格】每支装 10ml。

【贮藏】密封，置阴凉处。

西园喉药散

【处方】黄连、人工牛黄、天花粉、薄荷、硼砂、栀子（焦）、青黛、珍珠、青果（炭）、川贝母、冰片。

【功能与主治】清热疏风，化痰散结，消肿止痛。用于喉痹及乳蛾之发热，咽喉肿痛，吞咽不利，咽干灼热等；急性咽炎，急性充血性扁桃体炎见上述证候者。

【用法与用量】口腔用药，喷敷患处。一次 0.2g，一日 5 次。

【规格】每瓶装 3g。

【贮藏】密闭，防潮。

（二）风寒侵袭，上犯咽喉证常用中成药品种

感冒软胶囊

【处方】羌活、麻黄、桂枝、荆芥穗、防风、白芷、川芎、石菖蒲、葛根、薄荷、苦杏仁、当归、黄芩、桔梗。

【功能与主治】散风解热。用于外感风寒引起的头痛，鼻塞流涕，恶寒无汗，骨节酸痛，咽喉肿痛。

【用法与用量】口服。一次 2 ～ 4 粒，一日 2 次。

【禁忌】孕妇禁用。

【注意事项】忌烟、酒及辛辣、生冷、油腻食物。

【规格】每粒装 0.425g（相当于总药材 1.8g）。

【贮藏】密封，置阴凉处保存。

【临床报道】有临床报道用感冒软胶囊治疗风寒证，临床表现为咽干咽痛、鼻塞喷嚏、流涕、咳嗽、发热等风寒症状。治疗组 75 例口服感冒软胶囊，每次 4 粒，每日 2 次。对照组 25 例口服感冒清热冲剂，每次 1 袋，每日 2 次。3d 后，治疗组痊愈 14 例，显效 26 例，有效 27 例，无效 8 例，愈显率为 53.33%，总有效率为 89.33%；对照组痊愈 4 例，显效 8 例，有效 9 例，愈显率为 48.00%，总有效率为 84.00%[1]。

【参考文献】

[1] 赵铁良.感冒软胶囊治疗风寒感冒临证验证 [J].中国中医药信息杂志，2001，8（7）：52-53.

正柴胡饮颗粒

【处方】柴胡、陈皮、防风、甘草、赤芍、生姜。

【功能与主治】发散风寒，解热止痛。用于外感风寒所致的发热恶寒、无汗、头痛、鼻塞、喷嚏、咽痒咳嗽、四肢酸痛；流感初起、轻度上呼吸道感染见上述证候者。

【用法与用量】开水冲服。规格（1）一次 3g，规格（2）一次 10g，一日 3 次；小儿酌减，或遵医嘱。

【禁忌】

1．孕妇禁用。

2．本品为含糖颗粒，糖尿病患者禁服。

【注意事项】忌烟、酒及辛辣、生冷、油腻食物。

【规格】每袋装（1）3g，（2）10g。

【贮藏】密封。

【药理毒理】正柴胡饮颗粒具有解热和抗过敏的作用。

·**解热作用**　内毒素致热家兔发热的基质是激活单核巨噬细胞产生内生致热源，引起发热，与正柴胡饮颗粒治疗的外感风寒、风温初起表证引起发热的机制大体相同，正柴胡饮颗粒能解内毒素引起的发热，大剂量（1.11g/kg）作用非常明显[1]。

·**抗过敏作用**　离体豚鼠回肠对组胺非常敏感，微量组胺即可引起明显的收缩幅度。正柴胡饮颗粒对抗组胺引起的离体豚鼠回肠收缩 $PD_2' = -0.332$，$r = 0.9996$，与非竞争性拮抗作用相符合，提示正柴胡饮颗粒是组胺的非竞争性拮抗剂，能明显对抗过敏反应[1]。

【临床报道】

临床研究治疗外感风寒型，症风发热恶寒、头身疼痛、鼻塞、流涕、咳嗽、咽痛等，治疗组用正柴胡饮颗粒，每次2袋开水冲服，一日3次；对照组用清热灵颗粒，每次1袋开水冲服，一日3次；两组疗程均为3d。结果：治疗组治愈82例，显效21例，有效10例，无效3例，总有效率98.26%；对照组治愈59例，显效19例，有效21例，无效16例，总有效率86.0%。经统计学分析：两组疗效差异有显著性意义，治疗组明显优于对照组（$u = 3.24$，$P < 0.01$）。两组治愈率比较，差异有显著意义，治疗组明显优于对照组（$x^2 = 9.8322$，$P < 0.01$）[2]。

【参考文献】

[1] 何美珊，孙小玉，蔡莹，等.正柴胡饮颗粒的解热及抗过

敏作用 [J]. 中草药，2000，31（4）：284-286.

[2] 余冬成，陈冰. 正柴胡饮颗粒治疗外感发热的疗效与安全性 [J]. 中国医药指南，2008，6（1）：124-125.

感冒通片

【处方】 双氯芬酸钠 15mg、人工牛黄 15mg、马来酸氯苯那敏 2.5mg。

【功能与主治】 疏风散寒，解表利咽。用于治疗感冒引起的头痛、发热、鼻塞、流涕、咽痛、痰多等症。

【用法与用量】 口服。一次 1～2 片，一日 3 次；或遵医嘱。

【注意事项】

1. 本品可通过胎盘，妊娠期避免使用。

2. 少量氯苯那敏可由乳汁排出，并抑制泌乳。

3. 有肝、肾功能损害或溃疡病史者慎用，尤其是老年人。

4. 下列情况应慎用：膀胱颈部梗阻、幽门十二指肠梗阻、心血管疾病、青光眼、高血压等。

5. 驾驶机动车辆、操作机械及高空作业者不宜服用。

6. 孕妇及哺乳期妇女不宜服用。

7. 新生儿或早产儿不宜服用，儿童慎用。

【规格】 每盒装 24 片。

【贮藏】 密封保存。

感冒清热颗粒（胶囊、口服液）

【处方】 荆芥穗、薄荷、防风、柴胡、紫苏叶、葛根、桔梗、苦杏仁、白芷、苦地丁、芦根。

【功能与主治】疏风散寒，解表清热。用于风寒感冒，头痛发热，恶寒身痛，鼻流清涕，咳嗽咽干。

【用法与用量】

颗粒剂：口服。规格（1）、（2）、（3）一次1袋，一日2次。

胶囊：口服。一次3粒，一日2次。

口服液：口服。一次1支，一日2次。

【注意事项】忌烟、酒及辛辣、生冷、油腻食物。

【规格】

颗粒剂：每袋装（1）12g，（2）6g，（3）3g。

胶囊：每粒装0.45g。

口服液：每支装10ml。

【贮藏】密封。

【药理毒理】感冒清热胶囊具有清热作用。

实验证明感冒清热胶囊对伤寒、副伤寒、牛奶及酵母致热模型具有解热作用[1]。

【参考文献】

[1] 贾贻红，李保成，贾贻明.感冒清热胶囊解热作用的实验研究[J].中华医学写作杂志，2003，10（4）：308-309.

肿痛安胶囊

【处方】三七、天麻、僵蚕、白附子、防风、羌活、天南星、白芷。

【功能与主治】祛风化痰，行瘀散结，消肿定痛。用于风痰瘀阻引起的牙痛、咽喉肿痛、口腔溃疡，及风痰瘀血阻络引起的痹病。

【用法与用量】

口服。一次2粒，一日3次；小儿酌减。

外用。用盐水清洁创面，将胶囊内的药粉撒于患处，或用香油调敷。

【注意事项】孕妇慎用。

【规格】每粒装 0.28g。

【贮藏】密封。

【临床报道】临床研究报道治疗急性咽炎 212 例，肿痛安组 108 例，口服肿痛安胶囊，每次 2 粒，每日 3 次，14 岁以下每次 2 粒，每日 2 次；对照组 104 例，口服抗生素如阿莫西林，每次 0.5g，每日 3 次；青霉素过敏者口服罗红霉素，每次 0.3g，每日 2 次。5d 后，肿痛安组痊愈 87 例，显效 12 例，好转 4 例，无效 5 例，总有效率 95.37%；对照组痊愈 56 例，显效 17 例，好转 21 例，无效 10 例，总有效率 90.38%[1]。

【参考文献】

[1] 敖智晶，刘新梅，吴明卫.肿痛安胶囊治疗急、慢性咽炎的疗效观察[J].现代中西医结合杂志，2005，14（23）：3074.

（三）肺胃热盛，上攻咽喉证常用中成药品种

黄连上清丸（颗粒、胶囊、片）

【处方】黄连、栀子（姜制）、连翘、炒蔓荆子、防风、荆芥穗、白芷、黄芩、菊花、薄荷、酒大黄、黄柏（酒炒）、桔梗、川芎、石膏、旋覆花、甘草。

【功能与主治】散风清热，泻火止痛。用于风热上攻、肺胃热盛所致的头晕目眩、暴发火眼、牙齿疼痛、口舌生疮、咽喉肿痛、耳痛耳鸣、大便秘结、小便短赤。

【用法与用量】

丸剂：口服。规格（1）大蜜丸，一次1～2丸；规格（2）水蜜丸，一次3～6g；规格（3）水丸，一次3～6g，一日2次。

颗粒剂：口服。一次2g，一日2次。

胶囊：口服。规格（1）一次4粒，规格（2）一次2粒，一日2次。

片剂：口服。规格（1）、（2）一次6片，一日2次。

【注意事项】

1．忌烟、酒及辛辣食物。

2．服药后大便次数增多且不成形者，应酌情减量。

3．孕妇慎用。

【规格】

丸剂：（1）每丸重6g，（2）每40丸重3g，（3）每袋装6g。

颗粒剂：每袋装2g。

胶囊：每粒装（1）0.3g，（2）0.4g。

片剂：（1）薄膜衣片，每片重0.31g；（2）糖衣片，片芯重0.3g。

【贮藏】 密封，防潮。

【临床报道】 运用黄连上清丸治疗急性咽炎27例，显效17例，有效9例，无效1例，总有效率96.3%[1]。

【参考文献】

[1] 洪尚富，刘万生．黄连上清丸临床应用64例 [J].成空药学，1992，6（3）：67-68.

冰硼散

【处方】 冰片、硼砂、玄明粉、朱砂。

【功能与主治】清热解毒，消肿止痛。用于热毒蕴结所致的咽喉疼痛，牙龈肿痛，口舌生疮。

【用法与用量】吹敷患处。一次少量，一日数次。

【药理毒理】冰硼散具有抑菌作用。

实验表明，冰硼散对金黄色葡萄球菌、大肠杆菌、白喉杆菌、卡他球菌等有抑制作用[1]。

【参考文献】

[1] 李宏达. 冰硼散剂型改革后临床效应的探讨 [J]. 陕西中医，1990，11（1）：37-38.

冬凌草片

【处方】冬凌草。

【功能与主治】清热消肿。用于慢性扁桃体炎，咽炎，喉炎，口腔炎。

【用法与用量】口服。一次 2～5 片，一日 3 次。

【禁忌】对本药过敏者忌用。

【注意事项】

1. 忌辛辣、鱼腥食物。

2. 用于咽炎、扁桃体炎之轻证，凡体温高、扁桃体化脓者慎用。

3. 过敏体质者慎用。

【规格】每片重 0.25g。

【贮藏】密封。

【临床报道】有临床报道应用冬凌草片治疗急性咽炎。治疗组160 例服冬凌草片，每日 3 次，一次 4 片；对照组 80 例口服双黄连口服液，每日 3 次，一次 1 支。5 天后治疗组痊愈 128 例，显效 21 例，进步 5 例，无效 0 例，治愈率 80%；对照组痊愈 42 例，显效 15 例，进步 4 例，无效 0 例，治愈率 52.5%[1]。

【参考文献】

[1] 张嘉庆，李丽，李士瑾. 冬凌草片治疗急性咽炎 160 例临床观察 [J]. 中国中医药现代远程教育，2008，6（2）：119.

喉疾灵胶囊

【处方】 人工牛黄、板蓝根、诃子肉、桔梗、猪牙皂、连翘、天花粉、珍珠层粉、广东土牛膝、冰片、山豆根、了哥王。

【功能与主治】 清热解毒，散肿止痛。用于热毒内蕴所致的两腮肿痛，咽部红肿，咽痛；腮腺炎、扁桃体炎、急性咽炎、慢性咽炎急性发作及一般喉痛见上述证候者。

【用法与用量】 口服。一次 3～4 粒，一日 3 次。

【注意事项】 孕妇慎服。

【规格】 每粒装 0.25g。

【贮藏】 密封。

北豆根片

【处方】 北豆根提取物 120g（相当于总生物碱 30g）。

【功能与主治】 清热解毒，止咳，祛痰。用于咽喉肿痛，扁桃体炎，慢性支气管炎。

【用法与用量】 口服。规格（1）、（2）一次 60mg，一日 3 次。

【规格】 每片含总生物碱（1）15mg，（2）30mg。

【贮藏】 密封。

一清颗粒（胶囊）

【处方】 黄连、大黄、黄芩。

【功能与主治】 清热泻火解毒，化瘀凉血止血。用于火毒所致的身热烦躁、目赤口疮、咽喉牙龈肿痛、大便秘结、吐血、咯血、衄血、痔血；咽炎、扁桃体炎、牙龈炎见上述证候者。

【用法与用量】

颗粒剂：开水冲服。规格（1）一次5g，规格（2）一次7.5g，一日3~4次。

胶囊：口服。一次2粒，一日3次。

【注意事项】

1. 忌烟、酒及辛辣、油腻食物。

2. 服药后大便次数每日2~3次者，应减量；每日3次以上者，应停用并向医师咨询。

【规格】

颗粒剂：每袋装（1）5g，（2）7.5g。

胶囊：每粒装0.5g。

【贮藏】 密封

【临床报道】 有临床报道将急性咽炎患者120例随机分成两组，治疗组每次服一清胶囊2粒，每日3次；对照组每次服阿莫西林0.5g，每日3次。两组用生理盐水漱口，5d一疗程。一疗程后，治疗组治愈28例，显效25例，有效4例，无效3例，总有效率95.00%；对照组治愈15例，显效14例，有效15例，无效16例，总有效率73.33%，两组疗效差异有显著性意义（$P < 0.05$），提示一清胶囊疗效优于阿莫西林[1]。

【参考文献】

[1] 张念祖，夏立军，刘涛，等.一清胶囊治疗急、慢性咽炎的临床观察 [J].中国中西医结合耳鼻咽喉科杂志，2003，11（1）：34-36.

牛黄解毒丸（胶囊、软胶囊、片）

【处方】 人工牛黄、雄黄、石膏、大黄、黄芩、桔梗、冰片、甘草。

【功能与主治】 清热解毒。用于火热内盛，咽喉肿痛，牙龈肿痛，口舌生疮，目赤肿痛。

【用法与用量】

丸剂：口服。规格（1）大蜜丸，一次1丸；规格（2）水蜜丸，一次2g，一日2～3次。规格（3）水丸，一次2g，一日3次。

胶囊：口服。一次3粒，一日2～3次。

软胶囊：口服。一次4粒，一日2～3次。

片剂：口服。规格（1）一次3片，规格（2）一次2片，一日2～3次。

【注意事项】

1. 忌烟、酒及辛辣、油腻食物。

2. 服药后大便次数每日2～3次者，应减量。

【规格】

丸剂：（1）每丸重3g，（2）每100丸重5g，（3）每袋装4g。

胶囊：每粒装0.3g。

软胶囊：每粒装0.4g。

片剂：每片重（1）0.25g，（2）0.3g。

【贮藏】密封。

【临床报道】取牛黄解毒片 2 ～ 4 片，研成细末，加 75% 酒精或普通白酒适量，调为糊状，敷于喉结一侧并用胶布固定，12h 后换敷另一侧，或在夜间敷两侧。一般敷药后 20min 即感到咽部舒适，用药 1 ～ 2 次即可。采用此法治疗急性咽炎 60 例，总有效率达 100%[1]。

【参考文献】

[1] 刘文华，杨水华.牛黄解毒片（丸）治疗急性咽炎及带状疱疹 [J]. 护理研究，2000，14（4）：156.

喉咽清口服液

【处方】土牛膝、马兰草、车前草、天名精。

【功能与主治】清热解毒，利咽止痛。用于肺胃实热所致的咽部红肿、咽痛、发热、口渴、便秘；急性扁桃体炎、急性咽炎见上述证候者。

【用法与用量】口服。一次 10 ～ 20ml，一日 3 次；小儿酌减，或遵医嘱。

【注意事项】忌食辛辣、油腻、厚味食物。

【规格】每支装 10ml。

【贮藏】密封，置阴凉处。

青果丸

【处方】青果、金银花、黄芩、北豆根、麦冬、玄参、白芍、桔梗。

【功能与主治】清热利咽，消肿止痛。用于咽喉肿痛，失音声哑，口干舌燥，肺燥咳嗽。

【用法与用量】口服。规格（1）水蜜丸，一次 8g；规格（2）大蜜丸，一次 2 丸，一日 2 次。

【注意事项】忌食辛辣食物。

【规格】（1）水蜜丸，每 10 丸重 1g；（2）大蜜丸，每丸重 6g。

【贮藏】密封。

【药理毒理】青果丸具有抗炎抗菌的作用。

青果丸对小鼠角叉菜胶性足肿胀和小鼠巴豆油性耳肿胀均有抑制作用，体外对肺炎链球菌、变形杆菌和肺炎克雷伯杆菌有抑制作用，说明青果丸"清热利咽，消肿止痛"的部分药理基础是其抗炎抗菌作用，为其临床用于治疗咽喉肿痛提供了实验依据[1]。

【参考文献】

[1] 吴英良，王勇年，商晓华，等.青果片与青果丸的抗炎抗菌作用比较 [J]. 时珍国药研究，1995，6（3）：11-13.

蓝芩口服液（颗粒）

【处方】板蓝根、黄芩、栀子、黄柏、胖大海。

【功能与主治】清热解毒，利咽消肿。用于肺胃湿热所致的咽痛、咽干、咽部灼热等症。

【用法与用量】

口服液：口服。一次 20ml，一日 3 次。

颗粒剂：开水冲服。一次 1 袋，一日 3 次。

【注意事项】忌烟、酒，辛辣、鱼腥食物。

【规格】

口服液：每支装 10ml。

颗粒剂：每袋装 4g。

【贮藏】 密封，置阴凉处保存。

【临床报道】

1．临床报道治疗急性咽炎，治疗组 80 例口服蓝芩口服液，对照组 40 例口服双黄连口服液。5d 后，治疗组治愈 54 例，显效 21 例，好转 5 例，无效 0 例；对照组治愈 21 例，显效 15 例，好转 4 例，无效 0 例。总有效率均为 100%[1]。

2．临床报道治疗急性咽炎，治疗组 60 例口服蓝芩口服液，对照组 30 例采用抗菌素常规治疗。结果治疗组痊愈 20 例，显效 35 例，无效 3 例，总有效率 95%；对照组治愈 8 例，显效 10 例，有效 6 例，无效 6 例，总有效率为 80%[2]。

3．临床报道治疗急性咽炎，治疗组 66 例口服蓝芩口服液，对照组 48 例服用金莲清热颗粒。服药 1 周后，治疗组痊愈 26 例，显效 29 例，有效 8 例，无效 3 例，总有效率 96%；对照组痊愈 14 例，显效 18 例，无效 10 例，总有效率 80%[3]。

4．临床报道治疗急性咽炎肺胃实热证，治疗组 38 例口服蓝芩颗粒，每日 3 次，每次 4g；对照组 37 例口服穿心莲胶囊，每日 3 次，每次 3 粒。结果显示：3d 后，治疗组痊愈 0 例，显效 3 例，有效 25 例，无效 10 例，有效率为 73.68%；对照组痊愈 0 例，显效 0 例，有效 18 例，无效 19 例，有效率为 48.65%。5d 后，治疗组痊愈 9 例，显效 21 例，有效 6 例，无效 2 例，有效率为 94.74%；对照组痊愈 2 例，显效 17 例，有效 6 例，无效 12 例，有效率为 67.57%。说明蓝芩颗粒治疗急性咽炎肺胃实热证疗效确切[4]。

【参考文献】

[1] 沈源，王东方．蓝芩口服液治疗急性咽炎 80 例 [J]．南京中

医药大学学报，2006，2（4）：261-262.

[2] 苏珍，李丽.蓝芩口服液治疗急性咽炎 60 例 [J].陕西中医，2007，28（8）：957-958.

[3] 胡燕琴，王晓陶.蓝芩口服液治疗急性咽炎的疗效观察 [J].山西医药杂志，2010，39（8）：752-753.

[4] 袁逾喆，王珂.蓝芩颗粒治疗急性咽炎肺胃实热证的疗效观察 [J].医药论坛杂志，2012，33（3）：93-94.

六神丸

【处方】珍珠粉、犀牛黄、麝香、雄黄、蟾蜍、冰片。

【功能与主治】清凉解毒，消炎止痛。用于烂喉丹痧，咽喉肿痛，喉风喉痛，单双乳蛾（扁桃体炎），小儿热疖，痈疮疔疮，乳痈发背，无名肿痛。

【用法与用量】温开水吞服。1 岁每服 1 粒，2 岁每服 2 粒，3 岁每服 3 ~ 4 粒，4 ~ 8 岁每服 5 ~ 6 粒，9 ~ 10 岁每服 8 ~ 9 粒，成年每服 10 粒，一日 3 次。另可外敷在皮肤红肿处，取丸十数粒，用冷开水或米醋少许，盛食匙中化散，数搽四周，每日数次常保潮润，直至肿退为止。如红肿已将出脓或已穿烂，切切再敷。

【禁忌】

1．肝肾功能不全患者禁用。

2．孕妇忌用。

3．新生儿禁用。

【注意事项】

1．本品含有毒药物，不宜长期或过量服用。

2．外用不可入眼。

3．本品不宜与利舍平等降压药合用，不宜与氯琥珀胆碱合用，不宜与酶制剂、硫酸盐类同服。

4．本品不宜与排钾利尿剂、钙剂、洋地黄类、抗胆碱药、吲哚美辛、西咪替丁、皮质激素类、抗生素、奎尼丁、胺碘酮、维拉帕米、硝苯地平、丙吡胺、普罗帕酮、普尼拉明、双嘧达莫等药品合用，以免导致或加重强心甙中毒。

【规格】每 1000 粒重 3.125g。

【贮藏】密封。

【药理毒理】六神丸具有强心、抗炎、抗肿瘤、促肾上腺糖皮质分泌和麻醉作用。

· **强心、兴奋呼吸中枢作用**　强心以蟾酥为主，能促进心肌能量代谢中必需蛋白激酶的生物合成；麝香对中枢神经系统具有调节作用，并可强心利尿，促进腺体分泌；牛黄也有加强心肌收缩作用，对毛细血管通透性有显著的抑制作用，冰片能减缓心率，降低耗氧量；诸药配伍，强心兴奋呼吸中枢作用显著增强，并且六神丸的强心作用提示，它能加强心肌功能，随着剂量的变化而呈现反向转向的调节效应，对局部组织改善和修复是有益的[1]。

· **抗炎作用**　现代药理研究证明，六神丸能降低毛细血管通透性，减少炎性渗出，减轻窦道口的充血及肿胀，激活巨噬细胞，提高其吞噬能力，直接杀伤细胞和抑制细菌生长，具有抗炎、消肿止痛、收敛生肌、抗病毒的作用[1]。

· **抗肿瘤作用**　六神丸具有对恶性肿瘤的直接抑制作用，是通过抗肿瘤血管生成机制实现的。六神丸中麝香、蟾酥、雄黄、珍珠均有抗肿瘤作用。蟾酥皮提取物能抑制白血病细胞，且能降低白血病引起的染色体畸形；雄黄可通过诱导肿瘤细胞凋亡，抑制细胞合成，增强机体的细胞免疫功能等多种因素发挥其抗肿瘤作用[1]。

·**促进肾上腺糖皮质激素分泌，增强免疫**　现代研究表明六神丸可使肾上腺质量增加，使血浆皮质酮含量升高，肾上腺组织中 cAMP 水平明显提高，通过增强肾上腺皮质束状带的功能，使糖皮质激素含量升高。且六神丸能够抑制细菌、病毒、寄生虫，促进肾上腺糖皮质激素的分泌[1]。

·**麻醉作用**　蟾酥中含有蟾酥二烯醇化合物，有表面麻醉作用，较可卡因大 30 ～ 60 倍，较普鲁卡因大 300 ～ 600 倍[1]。

【参考文献】

[1] 苗万，刘亚平. 六神丸的药理研究 [J]. 中国药物与临床，2011，11（8）：935-93.

双料喉风散

【成分】牛黄、珍珠、冰片、川连、豆根、青黛、甘草。

【功效与主治】清热解毒，消炎止痛。主治热毒所引起的咽喉红肿、口腔糜烂、牙龈肿痛、中耳化脓、皮肤溃破、宫颈糜烂等症。

【用法与用量】喷于患处，一日 3 次。

【注意事项】

1. 忌烟酒，辛辣、鱼腥食物。

2. 脾虚大便溏者慎用。

3. 属风寒感冒咽痛者慎用，症见恶寒发热、无汗、鼻流清涕。

4. 咽喉肿痛者喷药时不要吸气，防止把药粉呛入气管。

【规格】 每瓶装（1）1g，（2）1.25g，（3）2.2g，塑料瓶包装。

【贮藏】 密闭，防潮。

【药理毒理】 双料喉风散具有抗炎镇痛、平喘、抑菌作用。

· **抗炎镇痛作用**　用本药 0.52g/kg 给小鼠腹腔给药，对二甲苯所致的耳部炎症有显著抑制作用，按 0.26g/kg 给大鼠腹腔注射，对大鼠甲醛性足趾肿胀亦有明显抑制作用，提示本药对炎症早期的血管通透性亢进渗出和水肿有显著效果。对热板法、醋酸化学刺激和电刺激法引起的疼痛反应有一定的镇痛作用。

· **平喘作用**　离体豚鼠气管链实验表明，5% 的双料喉风散对正常气管链、由乙酰胆碱或组织胺所致痉挛状态气管链均有明显的松弛作用。用苯海拉明阻断 H_1 受体后，该药松弛气管链的作用明显减弱，提示本药具有松弛气管链的作用，与 M 胆碱受体或 β 受体无关，而与 H_1 受体有关。此外，本药还可明显延长磷酸组胺和氨化乙酰胆碱混合液对豚鼠引喘的潜伏期，具有一定的平喘作用。

· **抑菌作用**　体外实验表明，本药对金黄色葡萄球菌、溶血性链球菌、肺炎球菌、卡他球菌、白喉杆菌、伤寒杆菌、甲型副伤寒杆菌、大肠杆菌和绿脓杆菌等 10 种菌有抗菌作用，其中对金黄色葡萄球菌、溶血性链球菌、白喉杆菌作用更为明显[1]。

【参考文献】

[1] 赵书策. 双料喉风散与双料喉风含服片的抗菌作用实验 [J]. 时珍国医国药，2006，17（12）：2461-2462.

清咽润喉胶囊

【处方】 射干、山豆根、桔梗、僵蚕（麸炒）、栀子（姜炙）、牡丹皮、青果、金果榄、麦冬、玄参、知母、地黄、白芍、浙贝母、甘草、冰片、水牛角浓缩粉。

【功能与主治】 清热利咽，消肿止痛。用于风热内壅，肺胃热盛，胸膈不利，口渴心烦，咳嗽痰多，咽喉肿痛，失音声哑。

【用法与用量】 口服。一次 4 粒，一日 3 次。

【注意事项】 忌食辛辣食物。

【规格】 每丸重 3g。

【贮藏】 密闭，防潮。

【临床报道】 有临床报道治疗急性咽炎，试验组 33 例，口服清咽润喉胶囊，每次 4 粒，每日 3 次；对照组 33 例，口服清咽润喉丸，每次 1 丸，每日 3 次。治疗 5 天后，试验组痊愈 18 例，显效 8 例，有效 5 例，无效 2 例，总有效率 93.94%；对照组痊愈 15 例，显效 9 例，有效 6 例，无效 3 例，总有效率 90.91%[1]。

【参考文献】

[1] 柴峰．清咽润喉胶囊治疗急性咽炎的临床观察 [J]. 中国中西医结合耳鼻咽喉科杂志，1999，7（3）：111-113.

猴耳环消炎颗粒

【处方】 猴耳环。

【功能与主治】 清热解毒，凉血消肿，止泻。用于上呼吸道感染，急性咽喉炎，急性扁桃体炎，急性胃肠炎，亦可适用于细菌性痢疾。

【用法与用量】 口服。一次 2 粒，一日 3 次。

【规格】 每粒含猴耳环干浸膏 0.4g。

【贮藏】 密封。

【临床报道】 临床报道治疗急性咽炎，治疗组 52 例，口服猴耳环消炎颗粒，1次6g，一日3次；对照组50例，口服六神丸，1次10粒，一日3次。4天为一疗程。结果：治疗组治愈42例，显效6例，有效3例，无效1例，总有效率98.1％；对照组治愈34例，显效6例，有效9例，无效1例，总有效率98.0%[1]。

【参考文献】

[1] 陈洪林．猴耳环消炎颗粒治疗急性咽炎52例临床观察[J]．新余高专学报，2010，15（2）：97-98．

众生丸

【处方】 蒲公英、紫花地丁、黄芩、岗梅、赤芍、天花粉、玄参、当归、防风、柴胡、皂荚刺、人工牛黄、白芷、胆南星、虎杖、夏枯草、板蓝根。

【功能与主治】 清热解毒，活血凉血，消炎止痛。主治上呼吸道感染，急慢性咽喉炎，急性扁桃体炎，化脓性扁桃体炎，疮毒等症。也可以用于防止上火引起的咽喉肿痛、咽喉不适、口舌生疮、口干舌燥、口苦口臭、声音沙哑、目赤、鼻腔灼热以及局部的红肿热痛（如青春痘、疮毒）等。

【用法与用量】

口服。一次4～6丸，一日3次。

外用。捣碎，用冷开水调匀，涂患处。

【规格】 每丸重0.36g（薄膜衣丸）。

【贮藏】 密封

【临床报道】 采用随机双盲法观察急性咽炎的治疗，治疗组40例予众生丸5粒，3次/d，对照组40例予阿莫西林0.15g，3次/d，连用7d。结果：治疗组痊愈15例，显效12例，有效9

例，无效 3 例，加重 1 例，总有效率 90%；对照组痊愈 17 例，显效 10 例，有效 10 例，无效 3 例，总有效率 92%[1]。

【参考文献】

[1] 冯璐，房莉萍，丛鹏，等. 众生丸治疗中度急性咽炎 80 例临床观察 [J]. 广东医学，2005，26（5）：697-698.

清降片（丸）

【处方】 蚕沙、大黄、玄参、皂角子、赤芍、麦冬、连翘、板蓝根、地黄、金银花、白茅根、牡丹皮、青黛、川贝母、薄荷、甘草。

【功能与主治】 清热解毒，利咽止痛。用于肺胃蕴热证所致咽喉肿痛，发热烦躁，大便秘结；小儿急性咽炎、急性扁桃体炎见以上证候者。

【用法与用量】

片剂：口服。周岁一次 1.5 片，一日 2 次；3 岁一次 2 片，一日 3 次；6 岁一次 3 片，一日 3 次。

丸剂：口服。3 ~ 5 岁一次 1 丸（袋），一日 2 次；3 岁以内小儿酌减。

【规格】

片剂：每片重 0.25g。

丸剂：大蜜丸，每丸重 3g；小蜜丸，每袋装 2.2g。

【贮藏】 密封，置阴凉干燥处。

射干利咽口服液

【处方】 射干、升麻、桔梗、芒硝、木通、百合、甘草（炙）。

【功能与主治】 降火解毒，利咽止痛。用于小儿急性喉痹（急性咽炎），属肺胃热盛证者。

【用法与用量】口服。2～5岁，一次1支；6～9岁，一次2支；10岁以上，一次2支，一日3次，4天一疗程。

【规格】每支装10ml。

【贮藏】密封，置阴凉处保存。

附二

治疗急性咽炎的常用中成药简表

证型	药物名称	功能	主治病症	用法用量	备注
风热侵袭	银黄口服液（颗粒、胶囊、片、滴丸）	清热疏风，利咽解毒。	用于外感风热、肺胃热盛所致的咽干、咽痛、喉核肿大、口渴发热；急慢性扁桃体炎、急慢性咽喉炎、上呼吸道感染见上述证候者。	口服液：口服。一次10～20ml，一日3次；小儿酌减。颗粒剂：开水冲服。规格（1）（2）一次1～2袋，一日2次。胶囊：口服。一次2～4粒，一日4次。片剂：口服。一次2～4片，一日4次。滴丸：口服。一次1～2袋，一日4次。	口服液：基药，药典颗粒剂：基药，医保，药典胶囊：基药，医保片剂：基药，医保
	清咽滴丸	疏风清热，解毒利咽。	用于风热喉痹，咽痛、咽干、口渴；或微恶风、发热，咽部红肿，舌边尖红，苔薄白或薄黄，脉浮数或滑数，适于急性咽炎见上述证候者。	含服。一次4～6粒，一日3次。	基药，医保
	复方瓜子金颗粒（含片）	利咽清热，散结止痛，祛咳止痰。	用于风热证的急性咽炎、痰热证的慢性咽炎急性发作及其他上呼吸道感染。	颗粒剂：开水冲服。一次20g，一日3次；儿童酌减。片剂：含服。一次1～2片，一小时2～4片，一日12～24片。	

证型	药物名称	功能	主治病症	用法用量	备注
风热侵袭	金嗓开音丸	清热解毒，疏风利咽。	用于风热邪毒所致的咽喉肿痛，声音嘶哑；急性咽炎、亚急性咽炎、喉炎见上述证候者。	口服。规格（1）水蜜丸，一次60～120丸；规格（2）大蜜丸，一次1～2丸，一日2次。	医保，药典
	清开灵颗粒（胶囊、片、注射液）	清热解毒，镇静安神。	用于外感风热时毒，火毒内盛所致高热不退，烦躁不安，咽喉肿痛，舌质红绛，苔黄，脉数者；上呼吸道感染、病毒性感冒、急性化脓性扁桃体炎、急性咽炎、急性气管炎、高热等病症属上述证候者。	颗粒剂：口服。一次1～2袋，一日2～3次；儿童酌减，或遵医嘱。胶囊：口服。一次2～4粒，一日3次；儿童酌减，或遵医嘱。片剂：口服。一次1～2片，一日3次；儿童酌减，或遵医嘱。注射液：肌内注射，一日2～4ml。重症患者静脉滴注，一日20～40ml，以10%葡萄糖注射液200ml或0.9%氯化钠注射液100ml稀释后使用。	颗粒剂：基药，医保；胶囊：基药，医保，药典；片剂：基药，医保，药典；注射液：基药，医保，药典
	复方鱼腥草片	清热解毒。	用于外感风热所致的急喉痹、急乳蛾，症见咽部红肿、咽痛；急性咽炎、急性扁桃体炎见上述证候者。	口服。一次4～6片，一日3次。	药典
	利咽解毒颗粒	清肺利咽，解毒退热。	用于外感风热所致的咽痛、咽干、喉核红肿、两腮肿痛、发热恶寒；急性扁桃体炎、急性咽炎、腮腺炎见上述证候者。	开水冲服。规格（1）、（2）一次1袋，一日3～4次。	
	灵丹草颗粒	清热疏风，解毒利咽，止咳祛痰。	用于风热邪毒，咽喉肿痛及肺热咳嗽；急性咽炎、扁桃体炎、上呼吸道感染见上述证候者。	开水冲服。一次3～6g，一日3～4次；或遵医嘱。	药典

证型	药物名称	功能	主治病症	用法用量	备注
风热侵袭	热炎宁颗粒（胶囊）	清热解毒。	用于外感风热、内郁化火所致的风热感冒、发热、咽喉肿痛、口苦咽干、咳嗽痰黄、尿黄便结；化脓性扁桃体炎、急性咽炎、急性支气管炎、单纯性肺炎见上述证候者。	颗粒剂：开水冲服。规格（1）、（2）一次1～2袋，一日2～4次；或遵医嘱。胶囊：口服。一次4～8粒，一日2～4次。	颗粒剂：药典胶囊：药典
	银蒲解毒片	清热解毒。	用于风热型急性咽炎，症见咽痛、充血、咽干或具灼热感，舌苔薄黄。	口服。一次4～5片，一日3～4次；小儿酌减。	药典
	连花清瘟胶囊（颗粒）	清瘟解毒，宣肺泄热。	用于治疗流行性感冒属热毒袭肺证，症见发热或高热，恶寒，肌肉酸痛，鼻塞流涕，咳嗽，头痛，咽干咽痛，舌偏红，苔黄或黄腻等。	胶囊：口服。一次4粒，一日3次。颗粒剂：口服。一次1袋，一日3次。	胶囊：基药，医保颗粒剂：基药，医保
	西瓜霜润喉片（喷剂）	清热解毒，消肿止痛。	用于咽喉肿痛，口舌生疮，牙龈肿痛或出血，乳蛾口疮，小儿鹅口疮及轻度烫火伤与创伤出血；急、慢性咽喉炎，扁桃体炎，口腔炎，口腔溃疡见上述证候者。	片剂：含服。规格（1）每小时2～4片，规格（2）每小时1～2片。喷剂：外用，喷、吹或敷于患处。一次适量，一日数次。	
	清热解毒软胶囊	清热解毒。	用于热毒壅盛所致的发热面赤，烦躁口渴，咽喉肿痛等症；流感、上呼吸道感染见上述证候者。	口服。一次3～6粒，一日3次。	

证型	药物名称	功能	主治病症	用法用量	备注
风热侵袭	双黄连合剂（口服液、颗粒、胶囊、片）	疏风解表，清热解毒。	用于外感风热所致的感冒，症见发热，咳嗽，咽痛。	合剂（含口服液）：口服。一次20ml，一日3次；小儿酌减或遵医嘱。颗粒剂：口服或开水冲服。规格（1）一次10g，一日3次；6个月以下，一次2~3g；6个月~1岁，一次3~4g；1~3岁，一次4~5g；3岁以上儿童酌量，或遵医嘱。规格（2）一次5g，一日3次；6个月以下，一次1~1.5g；6个月~1岁，一次1.5~2g；1~3岁，一次2~2.5g；3岁以上儿童酌量，或遵医嘱。胶囊：口服。一次4粒，一日3次；小儿酌减，或遵医嘱。片剂：口服。一次4片，一日3次；小儿酌减，或遵医嘱。	合剂：基药，医保口服液：基药颗粒剂：基药，医保，药典胶囊：基药，医保片剂：基药，医保，药典
	复方双花口服液（颗粒）	清热解毒，利咽消肿。	用于风热外感，风热乳蛾，症见发热、微恶风，鼻塞流涕，咽红而痛或咽喉干燥灼痛，吞咽则加剧，咽扁桃体红肿，舌边尖红苔薄黄或舌红苔黄，脉浮数或数。	口服液：口服。一次20ml，一日4次。颗粒剂：口服。一次1袋，一日4次。	口服液：医保颗粒剂：医保
	蒲地兰消炎口服液（片）	清热解毒，抗炎消肿。	用于疖肿、腮腺炎、咽炎、扁桃腺炎等。	口服液：口服。一次10ml，一日3次；小儿酌减。如有沉淀，摇匀后服用。片剂：口服。一次5~8片，一日4次。	口服液：医保片剂：医保

续表

证型	药物名称	功能	主治病症	用法用量	备注
风热侵袭	虎梅含片	疏风清热，解毒利咽，生津止渴。	用于急性咽炎、慢性咽炎急性发作，属风热证者。	含服。一次连服4片，一日4次。	
	芩翘口服液	疏风清热，解毒利咽，消肿止痛。	用于急喉痹（急性咽炎）、风热乳蛾（急性充血性扁桃体炎）属内有郁热、外感风邪证者，症见咽痛或吞咽痛，咽干灼热，口渴多饮、咳嗽、痰黄、便干、尿黄、舌质红，苔薄白或黄，脉浮数有力。	口服。一次20ml，一日3次。	
	西园喉药散	清热疏风，化痰散结，消肿止痛。	用于喉痹及乳蛾之发热，咽喉肿痛，吞咽不利，咽干灼热等；急性咽炎，急性充血性扁桃体炎见上述证候者。	口腔用药，喷敷患处。一次0.2g，一日5次。	
风寒侵袭	感冒软胶囊	散风解热。	用于外感风寒引起的头痛，鼻塞流涕，恶寒无汗，骨节酸痛，咽喉肿痛。	口服。一次2～4粒，一日2次。	
	正柴胡饮颗粒	发散风寒，解热止痛。	用于外感风寒所致的发热恶寒、无汗、头痛、鼻塞、喷嚏、咽痒咳嗽、四肢酸痛；流感初起、轻度上呼吸道感染见上述证候者。	开水冲服。规格（1）一次3g，规格（2）一次10g，一日3次；小儿酌减，或遵医嘱。	基药，医保，药典

证型	药物名称	功能	主治病症	用法用量	备注
风寒侵袭	感冒通片	疏风散寒，解表利咽。	用于治疗感冒引起的头痛、发热、鼻塞、流涕、咽痛、痰多等症。	口服。一次1～2片，一日3次；或遵医嘱。	
	感冒清热颗粒（胶囊、口服液）	疏风散寒，解表清热。	用于风寒感冒，头痛发热，恶寒身痛，鼻流清涕，咳嗽咽干。	颗粒剂：口服。规格（1）、（2）、（3）一次1袋，一日2次。 胶囊：口服。一次3粒，一日2次。 口服液：口服。一次1支，一日2次。	颗粒剂：基药，医保 胶囊：基药
肺胃热盛	肿痛安胶囊	祛风化痰，行瘀散结，消肿定痛。	用于风痰瘀阻引起的牙痛、咽喉肿痛、口腔溃疡，及风痰瘀血阻络引起的痹病。	口服。一次2粒，一日3次；小儿酌减。 外用。用盐水清洁创面，将胶囊内的药粉撒于患处，或用香油调敷。	医保
	黄连上清丸（颗粒、胶囊、片）	散风清热，泻火止痛。	用于风热上攻、肺胃热盛所致的头晕目眩、暴发火眼、牙齿疼痛、口舌生疮、咽喉肿痛、耳痛耳鸣、大便秘结、小便短赤等。	丸剂：口服。规格（1）大蜜丸，一次1～2丸；规格（2）水蜜丸，一次3～6g；规格（3）水丸，一次3～6g，一日2次。 颗粒剂：口服。一次2g，一日2次。 胶囊：口服。规格（1）一次4粒，规格（2）一次2粒，一日2次。 片剂：口服。规格（1）、（2）一次6片，一日2次。	丸剂：基药，医保 颗粒剂：基药，医保 胶囊：基药，医保 片剂：基药，医保
	冰硼散	清热解毒，消肿止痛。	用于热毒蕴结所致的咽喉疼痛，牙龈肿痛，口舌生疮。	吹敷患处。一次少量，一日数次。	基药，医保
	冬凌草片	清热消肿。	用于慢性扁桃体炎，咽炎，喉炎，口腔炎。	口服。一次2～5片，一日3次。	药典

证型	药物名称	功能	主治病症	用法用量	备注
肺胃热盛	喉疾灵胶囊	清热解毒，散肿止痛。	用于热毒内蕴所致的两腮肿痛，咽部红肿，咽痛；腮腺炎、扁桃体炎、急性咽炎、慢性咽炎急性发作及一般喉痛见上述证候者。	口服。一次3～4粒，一日3次。	
	北豆根片	清热解毒，止咳，祛痰。	用于咽喉肿痛，扁桃体炎，慢性支气管炎。	口服。规格（1）、（2）一次60mg，一日3次。	药典
	一清颗粒（胶囊）	清热泻火解毒，化瘀凉血止血。	用于火毒所致的身热烦躁、目赤口疮、咽喉牙龈肿痛、大便秘结、吐血、咯血、衄血、痔血；咽炎、扁桃体炎、牙龈炎见上述证候者。	颗粒剂：开水冲服。规格（1）一次5g，规格（2）一次7.5g，一日3～4次。胶囊：口服。一次2粒，一日2次。	颗粒剂：基药，医保，药典 胶囊：基药，医保，药典
	牛黄解毒丸（胶囊、软胶囊、片）	清热解毒。	用于火热内盛，咽喉肿痛，牙龈肿痛，口舌生疮，目赤肿痛。	丸剂：口服。规格（1）大蜜丸，一次1丸；规格（2）水蜜丸，一次2g，一日2～3次。规格（3）水丸，一次2g，一日3次。胶囊：口服。一次3粒，一日2～3次。软胶囊：口服。一次4粒，一日2～3次。片剂：口服。规格（1）一次3片，规格（2）一次1片，一日2～3次。	丸剂：基药，医保，药典 胶囊：基药，医保 软胶囊：基药，医保 片剂：基药，医保，药典
	喉咽清口服液	清热解毒，利咽止痛。	用于肺胃实热所致的咽部红肿、咽痛、发热、口渴、便秘；急性扁桃体炎、急性咽炎见上述证候者。	口服。一次10～20ml，一日3次；小儿酌减，或遵医嘱。	药典

证型	药物名称	功能	主治病症	用法用量	备注
肺胃热盛	青果丸	清热利咽，消肿止痛。	用于咽喉肿痛，失音声哑，口干舌燥，肺燥咳嗽。	口服。规格（1）水蜜丸，一次8g；规格（2）大蜜丸，一次2丸，一日2次。	药典
	蓝芩口服液（颗粒）	清热解毒，利咽消肿。	用于肺胃湿热所致的咽痛、咽干、咽部灼热等症。	口服液：口服。一次20ml，一日3次。颗粒剂：开水冲服。一次1袋，一日3次。	口服液：医保
	六神丸	清凉解毒，消炎止痛。	用于烂喉丹痧，咽喉肿痛，喉风喉痛，单双乳蛾（扁桃体炎），小儿热疖，痈疮疔疮，乳痈发背，无名肿痛。	温开水吞服。1岁每服1粒，2岁每服2粒，3岁每服3～4粒，4～8岁每服5～6粒，9～10岁每服8～9粒，成年每服10粒，一日3次。另可外敷在皮肤红肿处，取丸十数粒，用冷开水或米醋少许，盛食匙中化散，数搽四周，每日数次常保潮润，直至肿退为止。如红肿已将出脓或已穿烂，切勿再敷。	医保
	双料喉风散	清热解毒，消炎止痛。	主治热毒所引起的咽喉红肿、口腔糜烂、牙龈肿痛、中耳化脓、皮肤溃破、宫颈糜烂等症。	喷于患处，一日3次。	医保
	清咽润喉胶囊	清热利咽，消肿止痛。	用于风热内壅，肺胃热盛，胸膈不利，口渴心烦，咳嗽痰多，咽喉肿痛，失音声哑。	口服。一日4粒，一日3次。	医保
	猴耳环消炎颗粒	清热解毒，凉血消肿，止泻。	用于上呼吸道感染，急性咽喉炎，急性扁桃体炎，急性胃肠炎，亦可适用于细菌性痢疾。	口服。一次2粒，一日3次。	

证型	药物名称	功能	主治病症	用法用量	备注
肺胃热盛	众生丸	清热解毒，活血凉血，消炎止痛。	主治上呼吸道感染，急慢性咽喉炎，急性扁桃体炎，化脓性扁桃体炎，疮毒等症。也可以用于防止上火引起的咽喉肿痛、咽喉不适、口舌生疮、口干舌燥、口苦口臭、声音沙哑、目赤、鼻腔灼热以及局部的红肿热痛（如青春痘、疮毒）等。	口服。一次4～6丸，一日3次。外用。捣碎，用冷开水调匀，涂患处。	
	清降片（丸）	清热解毒，利咽止痛。	用于肺胃蕴热证所致咽喉肿痛，发热烦躁，大便秘结；小儿急性咽炎、急性扁桃体炎见以上证候者。	片剂：口服。周岁一次1.5片，一日2次；3岁一次2片，一日3次；6岁一次3片，一日3次。丸剂：口服。3～5岁一次1丸（袋），一日2次；3岁以内小儿酌减。	
	射干利咽口服液	降火解毒，利咽止痛。	用于小儿急性喉痹（急性咽炎），属肺胃热盛证者。	口服。2～5岁，一次1支；6～9岁，一次2支；10岁以上，一次2支，一日3次，4天一疗程。	

图书在版编目（CIP）数据

常见病中成药临床合理使用丛书. 耳鼻喉科分册 / 张伯礼，高学敏主编；谯凤英分册主编. —北京：华夏出版社，2015.10
ISBN 978-7-5080-8342-1

Ⅰ.①常… Ⅱ.①张… ②高… ③谯… Ⅲ.①耳鼻咽喉病－常见病－中成药－用药法 Ⅳ.①R286

中国版本图书馆 CIP 数据核字(2014)第 304374 号

耳鼻喉科分册

主　　编	谯凤英	
责任编辑	梁学超	

出版发行	华夏出版社	
经　　销	新华书店	
印　　刷	三河市少明印务有限公司	
装　　订	三河市少明印务有限公司	
版　　次	2015 年 10 月北京第 1 版	
	2015 年 10 月北京第 1 次印刷	
开　　本	880×1230　1/32 开	
印　　张	8.75	
字　　数	196 千字	
定　　价	36.00 元	

华夏出版社　　地址：北京市东直门外香河园北里 4 号　　邮编：100028
网址：www.hxph.com.cn　　电话：(010) 64663331（转）
若发现本版图书有印装质量问题，请与我社营销中心联系调换。